中医证候三因学说

王伟 著

U0284110

人民卫生出版社

·北京·

图书在版编目（CIP）数据

中医证候三因学说 / 王伟著 . —北京：人民卫生
出版社，2023.7

ISBN 978-7-117-35078-5

Ⅰ. ①中… Ⅱ. ①王… Ⅲ. ①辨证 Ⅳ. ①R241

中国国家版本馆 CIP 数据核字（2023）第 131644 号

人卫智网　www.ipmph.com　医学教育、学术、考试、健康，
　　　　　　　　　　　　　　购书智慧智能综合服务平台
人卫官网　www.pmph.com　人卫官方资讯发布平台

中医证候三因学说
Zhongyi Zhenghou Sanyin Xueshuo

著　　者：王　伟
出版发行：人民卫生出版社（中继线 010-59780011）
地　　址：北京市朝阳区潘家园南里 19 号
邮　　编：100021
E - mail：pmph @ pmph.com
购书热线：010-59787592　010-59787584　010-65264830
印　　刷：中煤（北京）印务有限公司
经　　销：新华书店
开　　本：850×1168　1/32　印张：8
字　　数：200 千字
版　　次：2023 年 7 月第 1 版
印　　次：2023 年 7 月第 1 次印刷
标准书号：ISBN 978-7-117-35078-5
定　　价：55.00 元

打击盗版举报电话：010-59787491　E-mail：WQ @ pmph.com
质量问题联系电话：010-59787234　E-mail：zhiliang @ pmph.com
数字融合服务电话：4001118166　E-mail：zengzhi @ pmph.com

序 一

  中医药学有着几千年的悠久历史，是守护中国人民健康的重要力量，为中华民族的繁衍昌盛做出了重要贡献。长久以来，中医药形成了独特的理论体系和诊疗模式。而病证结合、辨证论治正是当代中医最重要的临床诊疗方式。可见，证候不只是中医辨治的依据，还有可能成为重要的疾病精准治疗的分类体系。那么，对于证候认识的深化有助于推动中医理论的创新发展，对于提高中医药、中西医结合的临床疗效具有重要意义。

  证候通常被认为是机体在疾病发展过程中某一阶段病理生理反映的概括。那么证候的形成又受到哪些因素的影响呢？以宋代陈言在《三因极一病证方论》提出的"三因说"，即"内则七情，外则六淫，不内不外，乃背经常"影响最为深远。"三因学说"虽言简意赅，主要强调了致病因素对证候影响，未充分考虑和其他因素的串扰，然则三因学说的分类方法值得借鉴。

  王伟教授的《中医证候三因学说》一书以证候的临床与基础研究证据为支撑，结合中医经典理论梳理，拓展了对影响证候形成的关键因素的认识，系统阐释了证候的新"三因学说"，即致病因素、遗传体质、疾病发展阶段。新"三因学说"充分考虑了目前中西医结合、病证结合的临床诊疗实际，用现代医学、当代科技的语言来描述证候形成的机理，搭建了有助于中西医深度融合的话语体系，更易于推广普及与学习借鉴，并且有助于推动证候纳入现代疾病分类体系。

  新"三因"学说的提出，突破了目前的辨证论治往往以辨刻下证为主的局限性，为临床辨治提供了更多的参考维度，从致病因素、遗传体质、疾病发展阶段等维度进一步细分证候，有可能促进现有证候的进一步分化,有助于进一步提高论治的精准度和中医的临床疗效。

同时,针对证候研究缺乏动物模型、证候的科学内涵尚未阐明等瓶颈问题,本书提出了三维病证结合动物模型制备方案,并介绍了10多种常见病证结合动物模型的制备方法;提出了同病异证、异病同证、同证异象的证候生物学基础研究策略,论述了冠心病气虚血瘀证等常见证候的生物学基础。证候基础研究工具的丰富和证候基础研究的证据可以有效地解决既往中医缺乏基础研究手段的难题,为中医药临床诊疗模式的优化拓展了新的路径,是对传统中医诊疗方案优化主要依赖临床经验的重要补充,也为现代科技成果快速融入中医药临床诊疗提供了可能。

《中医证候三因学说》看似一本总结基础研究成果的科技著作,但不只对从事中医基础研究者具有参考价值,而且对中医临床诊疗思路的拓展也具有重要的借鉴意义,同样适合成为中医临床专家的案头书,时常翻阅可启发思考。源于基础的新发现和源于临床的新线索都是推进中医药传承创新发展的重要动力,都将推动中医临床诊疗模式迭代升级,从而推动中医学术与时代同行。

总之,本书突破了证候研究的历史局限,从提出问题到回答问题,显示了创造性思维,保证了理论深度,使人们对中医证候拓展了视野,获得了新的认知和理解,为中医证候研究奉献了崭新的成果,乐以为序。

北京中医药大学王琦书院院长　　王琦

中国工程院院士、国医大师

2023 年 3 月 20 日

序 二

中医药是中华民族的瑰宝，也是打开中华文明宝库的钥匙。一直以来，中医药的传承创新发展与民众的需求、社会的进步息息相关，相辅相成。社会的变革，带来了疾病谱的变化和疾病诊疗需求的变化，同时也带来了科技和文化的进步。中医药面对民众的健康需求，不断汲取历代最优秀、最先进的科技文化成果，诊疗方案不断革新，理论体系日臻完善，使得中医药具有了生生不息的旺盛生命力，为中华民族的繁衍昌盛做出了重要贡献。

同样，现代医学发展迅速，当代科技日新月异，中西医结合的诊疗已成为中国普遍的临床诊疗模式，疾病特征和诊疗环境与《黄帝内经》时代比，发生了翻天覆地的变化。如何建立更能满足人民健康需求、更符合当代中西医并重的诊疗需求的中医理论体系？如何更好地汲取当代最优秀的科技文化成果促进中医药的传承创新发展？这是当代中医药人面临的难题，也是当代中医药人的历史使命。

众所周知，现代医学的实证研究模式使其获得了快速汲取交叉学科研究成果的能力，推动了现代医学的飞速发展。而既往的中医理论创新更多的源于临床观察和哲学思辨，概念相对宏观、模糊，不利于与当代科技的高效对接。现代医学的实证研究模式如何才能更好地被中医药借鉴和利用？王伟教授的《中医证候三因学说》为我们提供了这种可能。

王伟教授经过近30年的思考与实践，抓住了证候这个中医理论的基本概念和临床诊疗的重要依据，从病证结合的视角，深入解析了证候形成的原因，总结出致病因素、遗传体质、疾病发展阶段等三个关键因素,即证候的"三因学说"。证候"三因学说"的提出,将证候这个相对宏观的概念,有效地拆分为与现代医学高度衔接的、可实证、可量化的要素,为证候的实证研究提供了有效的抓手。证候的"三因学说",执简驭繁,揭示了临床复杂多样的证候类型背后的科学规律,为临床辨证论治提供了新的视角,也为突破证候模式动物研究的瓶颈拓展了思路,使得证候的实证研究成为可能。

王伟教授进一步在"三因学说"的指导下,建立了从致病因素、遗传体质、疾病发展阶段三个维度优选造模方法,从源于临床的宏观表征组合、生物学指标组合及方剂反证三个维度综合评价证候属性的病证结合动物模型制备方法,构建了十几种常见的病证结合动物模型,为证候的基础研究和病证结合的新药研发提供了更符合中医药特色的研究工具,同时充分彰显了"三因学说"对证候实证研究的指导意义,为证候理论的创新发展开辟了新的路径。

证候"三因学说"的提出,是充分运用现代科学技术促进中医药传承创新发展的典范,也是中医药理论与时俱进服务临床需求、服务健康中国的生动实践。

《中医证候三因学说》一书,从理论到应用,梳理了古今文献,展现了翔实的研究证据,清晰地呈现出新理论形成的证据链条和逻辑依据,详细描述了多个病证结合动物模型制备和评价的操作规程。因此,本书既是拓展中医理论创新思维模式的引路之作,又可以作为证候实证研究的案头参考资料,不管对中医药研究人员,还是对希望了解中医药的现代医学专家都具有很高的价值。

中国工程院院士　刘良

2023 年 5 月 20 日

前 言

辨证论治是中医临床诊疗的主要方式,而证候既是诊断的主要对象,也是论治的重要依据。因此,证候研究在中医理论现代化研究中占有举足轻重的地位,一直备受关注,也取得了重要进展。早期的证候研究,更多地关注证候的辨识规范,研究证据主要来自于临床患者,关注的重点多为四诊信息的规范与量化。由于传统四诊信息辨识证候的方案更多地依赖医者的经验和感受,初学者难以快速掌握、精准辨证,使得中医药人才的培养周期更长,临床疗效参差不齐。

如何能进一步提升中医临床辨证论治的精准度,形成更便于学习和传承的中医辨证方案,提高中医药对重大疾病诊疗的贡献度?中医药同行从不同的维度,进行了广泛的思考与探索。一方面,从宏观的维度,通过研发新的诊疗装备,拓展四诊信息的边界,使得望、闻、问、切的精度、广度和深度得到拓展和延伸;另一方面,从微观的视角,借鉴现代医学诊疗的理念,试图揭示证候的现代生物学内涵,从更接近疾病本质、反映疾病病理生理机制的指标中,尝试发现可量化、可重现、可操作的生物学指标。

过去的 30 年间,笔者团队围绕着证候的宏观、微观指标开展了系列的探索性研究,也碰到了不少难题,比如临床患者证候兼夹的问题,比如证候动物模型缺乏的问题,比如证候生物学内涵不清的问题。这些问题相互联系、相互制约,似乎很难从其中找到突破口。尽管如此,我们还是坚持在这个领域做了一些实证研究,同时在浩瀚的中医典籍中寻找线索,致力于发现中医原创思维与现代医学实证理念的最佳结合点,从而开辟用现代科学解读"证候"原理的新路径。随着证据的积累,以及中西医理念的不断碰撞,我们逐渐意识到,证候概念宏观、内涵复杂,而现代实证研究手段要求关键科学问题明确、考察因素相对单一,这两者之间的不协调、不匹配是制约证候研究的关键瓶颈问题。

针对上述瓶颈问题,我们聚焦证候形成的原因,从文献、实验和临床的证据中,提炼出致病因素、遗传体质、疾病发展阶段三个关键因素,形成了证候的"三因学说"。从证候的"三因"维度分析,不难理解临床患者证候复杂多样的特点。从证候的"三因"维度,也可以很好地解决证候动物模型制备的问题,也就是通过选择不同的造模方法模拟不同致病因素(单一或叠加),通过优选不同种属品系的实验动物模拟患者不同的遗传体质,通过对特定疾病动物模型不同阶段的动态观察模拟出更符合临床患者特点的证候动物模型,可以有效地解决单纯依靠临床证候研究难以深入的问题。从证候的"三因"维度思考临床辨治,更关注致病因素与患者的相互作用,从关注刻下证拓展到关注时间轴、证候演变、疾病转归,从关注证候拓展到病证结合,使得辨证论治更精准,更有前瞻性,更能见微知著。从证候的"三因"维度考察证候的生物学内涵,一方面我们发现了证候除同病异证、异病同证的特点外,相同疾病背景下不同阶段出现的同一证候也存在同证异象的情况,提示现有证候还可以进一步分化、细化和精准化;另一方面,可以更好地利用西医学疾病研究成果,同时有可能从中医视角深化对疾病病理生理机制的认识,实现中西医的互话、融合和相互促进,推动证候成为普遍认可的疾病分类体系。证候形成的"三因"学说的提出,有可能成为突破证候研究瓶颈的新契机。同时,作为一个新的学说观点,可能还存在很多的不足。

因此,我们系统梳理了证候的内涵及理论源流,分享了提出证候新"三因"学说的思考轨迹与求证路径,详细介绍了证候新"三因"学说的内涵,列举了"三因"理论指导下证候辨识模式、"三维"病证结合动物模型的构建与评价、"三维"比较的证候生物学基础研究等方面的研究进展及应用情况,形成了这本《中医证候三因学说》,希望能有更多的同道关注、讨论和提出宝贵建议,帮助丰富和完善证候的三因理论。同时,也希望我们这些工作能为证候的研究提供新的视角、新的线索,能为"说清楚、讲明白"证候的科学内涵、推动中医药的传承创新发展尽绵薄之力。

王伟

2023 年 1 月

目 录

上篇 理 论 研 究

下篇 应 用 研 究

上　篇　理论研究

第一章　证候的内涵及理论源流

第一节　证候概念的提出及其历史变迁

　　证候是古代医家在长期临床实践的基础上形成的对人体生理、病理规律的认识成果，也是中医理论体系中重要的概念之一。"证候"一词最早见于《伤寒论·伤寒例》："今搜采仲景旧论，录其证候诊脉声色对病真方有神验者，拟防世急也。"王叔和《脉经·序》亦言："百病根源，各以类例相从；声色证候，靡不赅备。"

　　而证候概念的变化源自于对人的生理、病理活动由现象到本质、系统性、多层次的不断认识，是一个由浅入深，由表及里的过程。

一、证候概念的起源

　　早在殷商时代，人们就对疾病的部位和某些单一疾病有了表象的认识。如《殷墟卜辞》中甲骨文的" 𣄼 "字，或疒，会意象患者躺在床上盗汗之形。《说文解字》解为"倚也，人有疾病象倚箸之形。"说明"疒"字是描述人生病的样子。而汉代《马王堆医书》中对疾病的描述已发展为对复合症状的综合认识。如《足臂十一脉灸经》记载："足泰（太）阴温（脉），出大趾内廉骨际，出内踝上廉……其病，病足大趾废，腨内廉痛，腹痛腹胀，复□，不嗜食，善噫，心烦，善疛。诸病此物者，皆灸足泰（太）阴温（脉）。"《五十二病方》："痔，有臠肉出，或如鼠乳状，末大本小，有空其中。"《武威汉代医简》中关于病名的记载有"伤寒""伏梁""痹""痛"等；症状有"久咳上气""手足臃肿""上下行如虫状"等。此时虽已出现病名，但对疾病的认识仍停留于病因或症状层次，"证候"相关表述还未正式出现。

《黄帝内经》（简称《内经》）时期，人们进一步对疾病的复杂症状进行归类。如《灵枢·厥病》将心痛分为八类：厥心痛、肾心痛、胃心痛、脾心痛、肝心痛、肺心痛、真心痛、心肠痛；《素问·咳论》将咳嗽分为"五脏咳"和"六腑咳"，共计11类。对同一疾病亦开始分型，如《素问·痹论》中将"痹"分为行痹、痛痹和寒痹三类。可见，人们开始深入到疾病表象的背后去探寻其本质，且逐步涉及病机，正如《素问·至真要大论》所述："谨候气宜，无失病机""谨守病机，各司其属，有者求之，无者求之……"为了执简驭繁地把握疾病，书中列出病机十九条，以五脏和风寒湿火热为纲统领系列症状。综上，《黄帝内经》已建立起病因、病机、症状之间的某些本质联系，并开始建立"以类行杂"的疾病、症状分类模式。

二、证候概念的确立

在《伤寒论》中，"证"不仅首次作为与病紧密相关的术语反复出现，且与病有了较为明确的区分。"病"是某一类疾病病理现象的总括，而"证"是一组特定的组合症状。其次，证、病之间存在着复杂的联系。相同的疾病本质可表现为不同的症状组合，不同的疾病本质也可表现为相同的症状组合。《伤寒论》通过揭示症状组合与疾病本质的关系，由此直窥疾病的本质进行治疗，后世称之为同病异治和异病同治。第32条："太阳与阳明合病者，必自下利，葛根汤主之。"及第36条："太阳与阳明合病，喘而胸满者，不可下，宜麻黄汤。"此为同病异治。又如第229条："阳明病，发潮热，大便溏，小便自可，胸胁满不去者，与小柴胡汤。"及第266条："本太阳病不解，转入少阳者，胁下鞕满，干呕不能食，往来寒热，尚未吐下，脉沉紧者，与小柴胡汤"。此为异病同治。上述思想在《金匮要略》中的表现更为突出，比如肾气丸可以用于虚劳病、消渴病、痰饮病和妇人转胞不得溺的治疗,这是因为四者病名虽异,但是病机相同,一旦病机出现变化,选取的治疗方法当然也要发生改变。

《伤寒论》时期,人们对疾病的认识从表象(单一症状或复合症状)深入到疾病的本质层次,并且通过分析不同症状的组合规律把握疾病的内在变化规律。此时,"证候"已成为对疾病本质属性的认识结果。

三、证候概念的发展和演变

证候概念形成后,随着人们对疾病认识的深度与广度日益加深,不断趋于丰富。

隋唐时期,《诸病源候论·风病诸候》论述了风病诸候:急者如卷一之中风、风癔、风痉、风痹、风偏枯等候,都是中风病之常见证候;而贼风、风湿、风痹、风湿痹等候,与中风病大有区别。王冰注释的《素问·至真要大论》中将疾病的病因病机概括为四大类:"夫病生之类,其有四焉:一者始因气动而内有所成,二者不因气动而外有所成,三者始因气动而病生于内,四者不因气动而病生于外……"所谓"气动",是指脏气的变化;"内有所成",为因脏气变乱而内结有形的疾病;"外有所成",则为体表征象。孙思邈在《千金方》中提出肝实热、胆实热、肝虚寒、胆虚寒等脏腑证候的雏形。此阶段,证候在理论和实践中的价值和作用还没有得到全面体现和推广。

宋金元时期是证候发展的重要阶段。此时,"证候"这一术语虽未统一,但众医家对证候表里、阴阳、虚实、寒热的认识基本达成共识。杨士瀛在《仁斋直指方·血滞》中对"证"的描述实则为症状:"血之外证:痰呕、燥渴、昏瞆迷忘,常喜汤水漱口……"。陈言的《三因极一病证方论·尿血证治》中"病者小便出血,多因心肾气结所致,或因忧劳、房室过度,此乃得之虚寒……故《养生》云:不可专以血得热为淖溢为说……"将症状、病因、病机融于一体,证既包含了有"小便出血"的症状,又包含了"忧劳、房室过度"的病因内容,同时也包含"心肾气结、血热"的病机内容,其内涵比之隋唐要丰富得多。金元四大家根据各自的实践体会,对证候有不同的理解和论述。如刘完素《黄帝素问宣明论方·诸证门》:"煎厥证(主热。出《素问·生气通天论》)阳气烦劳,积于夏,令人煎厥,目盲不可以视,耳闭不可以听,人参散主之。治煎厥气逆,头目昏愦,听不闻,目不明,七气善怒。"李杲《脾胃论》中对脾胃病证的论述与刘完素异曲同工,皆是将症状和病机有机结合。在《脏腑标本虚实寒热用药式》中,张元素对脏腑辨证进行了完善。例如,关于胃病,其首论胃之生理:"胃属土,主容受,为水谷之海。"再论胃所主病证:"本病:噎膈反胃,中满肿胀……胃管当心痛,支两肋。标病:发热蒸蒸……鼻痛鼽衄、赤齄。"最后论述胃病的辨治:"胃实泻之。湿热:大黄、芒硝。饮食:巴豆、神曲……胃虚补之。湿热:苍术、白术、半夏……寒湿:干姜、附子、草果……本热寒之。降火:石膏、地黄、犀角、黄连。标热解之。解肌:升麻、葛根、豆豉。"此时期的"证"已不再是症状组合,而是以疾病本质层次上的病机作为论治的根据。"证"作为对疾病本质的认识成果,内容更加丰富,除原有外感病病机演变规律外,又融入藏象、阴阳、精、气血津液等多方面的理论成果,使病机理论得到完善与发展,进而使证候概念的内涵更加深刻。

明清时期,医家在总结前人经验的基础上,不仅创立了三焦辨证和卫气营血辨证,还完成了八纲辨证的创立。其中八纲辨证成为后世中医学辨证方法的总纲领。明代时对八纲的具体内容已经有了论述。如张三锡在《医学六要》中指出:"锡家世业医,致志三十余年,仅得古人说病大法有八:曰阴曰阳,曰表曰里,曰寒曰热,曰虚曰实,而气血痰火,该该于中。"孙一奎在《赤水玄珠》中又说:"是书专以明证为主……凡证不拘大小轻重,俱有寒热虚实,表里气血八个字。"直至清代,程国彭在《医学心悟·医门八法》中指出:"论病之原,以内伤外感四字括之,论病之情则寒、热、虚、实、表、里、阴、阳八字统之,而论治病之方,则又以汗、和、下、消、吐、清、温、补八法尽之",专门对寒、热、虚、实、表、里、阴、阳进行了详细论述,明确提出八纲概念。

至此,证候的概念终于完成了从对疾病部位和一些单一疾病表面现象的粗浅认识,到把握疾病本质属性的深层次认识的华丽转身。证候形成和发展的过程是漫长的,其丰富的内涵不仅起到了规范疾病表象和本质以及指导临床实践的作用,最终扩展为今日的证候理论,为后世医家提供医学指导。

第二节　现代医家对证候概念的新诠释

中华人民共和国成立以后,随着西方科技和文化的传入,中西文化发生了重大碰撞,西方医学在人体生理病理活动研究方面所取得的巨大成就,推动了证候概念的进一步发展。

20世纪50年代初,自任应秋教授提出"辨证论治是中医学的基本特色"后,中医工作者不断探索研究,使得有关证候概念内涵的研究更加深入和丰富。有学者指出,证候是包含有多种因素在内的综合表现,而不仅仅与疾病相关联。例如,朱文锋认为:中医学所说的证,其内涵、实质,是哲理、医理与临床实践的结合。证既是医学的实践,具有客观实在性,又有主观思辨的抽象性,是一种理念,具有深刻的哲学背景和丰富的文化内涵。匡调元认为:证是整体体质反映特征和整体同环境之间、脏腑经络之间、细胞之间及细胞与体液之间相互关系紊乱的综合表现。

还有部分学者认为证候是一种反应状态。陆寿康认为证是疾病发展过程中有临床表现的一种机体反应状态,它可以部分地反映疾病发展变化的本质。李致重则认为"证候是中医学的专业术语,即通过望、闻、问、切四诊所获知的疾病过程中表现在整体层次上的机体反应状态及其运动变化"。

此外,亦有学者结合现代科学研究的最新成果对证候的概念进行界定。王忠等认为证候是多种基因参与的,且已经超过了人体正常的网络调节能力,处于络病状态的症状群。申维玺等提出中医的证是机体在致病因素的损害作用下,某些组织细胞的基因表达调控失常,诱发性表达产生一些蛋白质和肽,如细胞因子等,组织中这些蛋白质和肽的含量、生物学活性相对或绝对升高,破坏了细胞因子网络调节系统的自稳态平衡,引起神经内分泌系统继发性改变,在体内产生一系列异常的级联病理生理生化反应,从而引起证候的改变。陆广莘则将证描述为是人这个主体性开放系统的整体边界效应,是关于健康和疾病相互转化过程的出入信息。

20世纪80年代,《中医基础理论》教材对证的概念进行了定义:证是机体在疾病发展过程中某一阶段的病理概括。王永炎院士认为,证候具有"动态时空"的特点,即在疾病的发生发展过程中,不同的发病部位(空间)和发病阶段(时间),证候存在着明显的动态演变规律,主要体现在病性和病位,而病性和病位的组合往往决定着疾病证候的本质。朱文锋教授认为"证"是指疾病过程中某一阶段所表现的"证候"和由病位、病性等病理本质概念所构成的"证名",证候是症状、体征等病理信息,偏于候的含义。目前中医学界对证的定义较为统一,即机体在疾病发展过程中某一阶段的病理概括。证可包括原因、部位、性质、邪正关系等。简而言之,病是第一层次,证是第二层次;病规定证,证从属于病;病是整体,证是局部;病贯始终,证是阶段;疾病的分期则主要是针对病程较长或病理演变具有明显阶段性的疾病,在各分期再根据病机侧重点不同而分成若干证型治疗。

目前,对于证候较为成熟且受诸多医家认同的概念为,证候是疾病发生和演变过程中某一阶段病理本质的反映,它以一组相关的症状和体征为依据,不同程度地揭示患者当前的病机(由病邪、病位、病性、病势等综合而成)。证候概念所反映的客观对象是人的生理病理活动,人体系统是一个多层次的复杂系统,对于每一层次的具体内容、本质属性的研究都在取得日新月异的成果。因此,从不同层次、不同方面认识到的具体内容也应有所不同。

然而,上述研究成果对于丰富证候的概念仍存在问题,新的认识成果没有基于中医理论体系中的相关概念,很难与中医学原有的其他概念建立起相应联系。对疾病本质形成的新认识、新成果,尚未获得中医学科学的系统含义,各种有关证候内涵的发展与原有证候概念间存在不能完全契合的现象,这既是证候概念发展所面临的现实,也是中医学其他概念所面临的共性问题,亟待深入探索和研究。

参 考 文 献

［1］印会河.中医基础理论［M］.上海:上海科学技术出版社,1984:8.

［2］朱文锋.中医病证规范化之研究［J］.中国医药学报,1996,(5):6-8.

［3］匡调元.中医病理研究［M］.上海:上海科学技术出版社,1989:57.

［4］张枢明.证的专家谈［J］.中医杂志,1996,(7):430.

［5］韦黎.證、证、症、候的沿革和证候定义的研究［J］.中国医药学报,1996,(2):4-9.

［6］王忠,王安民,鞠大宏."毒邪致络病"与证候及基因组关系的探讨［J］.中医杂志,2000,41(8):500.

［7］申维玺,孙燕.论中医证的化学本质是蛋白质和肽及证本质的分子标准［J］.中国中西医结合杂志,1999,19(11):696.

［8］陆广莘."证—病正症"辨［J］.中医杂志,1990,(4):11.

第二章 "新三因"证候理论的提出

第一节 证候成因的古籍梳理

"审证求因,辨证论治"为中医药诊疗疾病的重要原则,首先需探知致病因素和发病部位,然后明确疾病证候类型,并以此作为论治的依据,才能取得比较满意的治疗效果。其中证候是整个诊疗过程的重要环节,也是中医学特有的概念,既是理论体系的核心内容,也是临证的重要依据。证候最大的优势与特色是对广泛联系、动态、整体规律的认识与把握。客观地把握证候,不仅对了解疾病发生发展具有重要的参考意义,同时对指导临床对证用药也显得尤为重要。然而,审证必求其因,熟知证候的成因是准确把握证候的前提。关于证候形成原因的学术思想,历代医家多有论述,其形成与发展大致可分为五个时期:先秦至两汉、两晋至隋唐、宋金元、明清和现代,其阶段性成就主要汇总如下。

一、先秦至两汉时期

医和为春秋时秦国良医,他提出的"六气致病说"是中医学最早关于致病因素及分类的解释。据《左传·昭公元年》记载,秦国名医医和在为晋侯诊病时说:"六气曰:阴、阳、风、雨、晦、明也。分为四时,序为五节,过则为灾。阴淫寒疾,阳淫热疾,风淫末疾,雨淫腹疾,晦淫惑疾,明淫心疾。"

《黄帝内经》为我国现存传世最早的医学经典巨著,奠定了中医学的理论基础。《黄帝内经》对证候成因的主要成就主要有以下方面:将病因分为阴、阳两大类,提出六淫、七情、饮食、劳逸等致病因素;区分了"病"和"证"的概念。在《黄帝内经》

诸多篇章中详细描述了多种病,如热病、痉病等。描述病的同时又分为阴、阳、表、里、寒、热等证,后世八纲辨证便来源于此;首次论述了"体质"的不同。《灵枢·逆顺肥瘦》提出体型肥瘦的不同,疾病预后也不同;而《灵枢·本脏》详细描述了五脏六腑的大小、位置、坚脆、长短和厚薄等,并提出脏腑的大小形状、功能结构是影响体质的重要因素;《灵枢·阴阳二十五人》将人分为木、火、土、金、水等二十五种类型,他们有不同的体质,是证候成因的重要因素,解释了疾病发生的原理。《素问·刺法论》说"正气存内,邪不可干";《素问·评热病论》指出,"邪之所凑,其气必虚";《灵枢·百病始生》认为"风雨寒热不得虚,邪不能独伤人"。将致病因素归类为自然气候、情志变动、饮食劳逸等,为后世"三因"学说等理论奠定了基础。并首次提出"疫"的概念,指出其具有传染性,这是在病因方面的贡献。

西汉时期,淳于意病案中的致病因素以酒色两者为多,还将肥胖列入其中。如对汉文王的病因诊断为"非病也,以其肥而蓄精"。而证候成因方面,在汉代贡献最为卓越的是张仲景的《伤寒论》,主要有两点:一是将致病因素归类,提出三因学说,同时补充了六淫学说;二是发展了《黄帝内经》中"三阴""三阳"学说,从而提出六经辨证。具体论述如下:《伤寒论》中论及的致病因素主要有外感、误治和劳复三大方面。其中外感六淫为风、寒、暑、湿、热、温等,而以寒邪致病为主。误治是错误使用汗、吐、下等治疗方法,导致疾病恶化。劳复则是指余邪未清,疾病因过度劳累复发。《伤寒论》将疾病复杂的证候表现进行不同类型的划分,区分为太阳、阳明、少阳、太阴、少阴、厥阴六经病,并以此解释疾病部位、证候性质、邪正盛衰、传变规律以及立法处方等问题。六经病的传变规律则充分体现了疾病的发展阶段是证候的重要成因,例如病邪从外侵入,逐渐向里传播,由一经证候转变为另一经证候,此过程称为"传经";又如两经或三经同时发病,出现相应的证候,而无先后次第之分,此过程称为"合病"。《金匮要略》对致病因素进行分类,提出著名的三条论。《金匮要略·脏腑经络先后病脉证》中有言:"千般疢难,不越三条:一者,经络受邪,入脏腑,为内所因也;二者,四肢九窍,血脉相传,壅塞不通,为外皮肤所中也;三者,房室、金刃、虫兽所伤,以此详之,病由都尽"。阐释杂病的发病可因"为内所因""为外皮肤所中""房室、金刃、虫兽所伤"三个方面导致,然而纵观全书由外邪致病者为最常见,治疗多以祛邪为主。然而,《金匮要略》对致病因素的认识更加全面。将六淫称为"客气邪风",论述寒为小邪,风为大邪,雾露为清邪等,并指出"客气邪风"中人多死。还将异常气候变化分为未至、不至、太过和不去等类型。在阐述疾病证候的规律方面,十分重视脏腑本身或体质因素。书中指出脏腑本身虚则传,实则不传,脏腑之邪虚则不传,实则传。还阐述疾病证候特点及与体质的关系。如:"风家,表解而不了了者,十二日愈","淋家,不可发汗,发汗必便血",仲景书中所提出的"家"与"人"指的是不同体质的人。

二、两晋至隋唐时期

《诸病源候论》作为我国第一部论述各种疾病病因、病机和证候之专著,研究了多种疾病的致病因素,提出"戾气"是传染性疾病的主要致病因素,而且指出可以提前服用药物或用其他方法来预防。对于麻风杆菌引起的麻风病,巢元方指出是"虚风因湿,和合虫生,便即作患",而且还认为"凡癞病,皆是恶风及犯触忌害得之",认识到该病的致病因素为风邪夹杂其他因素,此对后世的温病学说有很大的启发。书中还介绍了多种寄生虫病,认识到寄生虫也是重要的致病因素。对于体质方面,巢元方认为体质的不同和疾病的发生有关,如"无问男子女人,乘车船则心闷乱……特由质性自然,非关宿挟病也",除此之外还论述了体质与致病因素的关系,如"肾气虚损,为风邪所侵,邪气流于肾经"中认为肾气亏虚将更容易感受风邪。

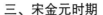

三、宋金元时期

宋代钱乙在《小儿药证直诀》中全面地阐述了小儿生理、病理特点：生理上"五脏六腑，成而未全，全而未壮"；发病证候，"易虚易实"，"易寒易热"；五脏辨证是钱氏学术的核心，但是其辨证又有着儿科的特色，故证候与成人相比有诸多不同，充分体现了体质是影响证候的重要因素。

宋代陈言认为"医事之要，无出三因"，在《黄帝内经》和《金匮要略》的基础上，发展并创新性地提出"三因致病说"，并在《三因极一病证方论》一书中详细阐述了"三因致病说"，将复杂的病因分成三类：一为内因，即喜、怒、忧、思、悲、恐、惊，内伤七情；二为外因，即风、寒、暑、湿、燥、火，外感六淫；三为不内外因，包含饮食饥饱、虎狼虫毒、金疮烧溺及其他偶然性因素之类。这种分类法较之张仲景的六纲辨证有所发展。陈言主张以"因辨病，按因施治"，从脉象、病源、证候入手，通过分析疾病临床证候，探知发病原因，归纳证候类型，推测病理机制，并以此作为论治依据。其对各类病因概括得更加具体，范围更全面，从而更符合临床需要，其三因分类的原则，也一直为后世病因病机理论所遵循。然而，病因学是研究疾病发生的原因及其相关因素的科学，更倾向于致病因素的探讨，如有专家认为三因论只是致病因子的分类，并没有提到致病因素之间的相互关系。此外，有学者认为陈言的三因分类只是手段，其主要目的在于另辟方剂学由博返约的蹊径，因其在自序中指出"俗书无经，性理乖误"，其在《三因极一病证方论·太医习业》中更是明确指出：唐宋方书之盛，"动辄千百卷"，"岂特汗牛充栋而已哉？使学者一览无遗，博则博矣，倘未能反约，则何以适从。予今所述，乃收拾诸经筋髓，其亦反约之道也"。总之，陈言的病因分类法是中医学理论不可分割的一个重要组成部分，具有重要的价值和指导意义，并为后世医家所采用。但由于历史的局限性，陈言的三因论还有待完善之处，如随着中医学的发展，人们对病因学和证候的探究越来越充分,发现其并未充分考虑机体的响应、机体与致病因素相互作用的时空动态规律等问题,后世医家也在不断地完善三因学说。

金元四大家的出现,标志着中医发展的一个新阶段,对后来的中医发展产生了深远的影响。刘完素认为疾病多因火热而起,在治疗上多运用寒凉药物,因此称之为寒凉派。张从正认为治病应着重祛邪,"邪去而正安",在治疗方面丰富和发展了汗、吐、下三法,世称"攻下派"。李杲认为"人以胃气为本",在治疗上长于温补脾胃,因而称之为"补土派"。朱震亨认为"阳常有余、阴常不足",善用"滋阴降火"的治则,世称"养阴派",此外还提出"阴升阳降"的理论、"六郁"说。金元四大家对于疾病认识的不同,主要表现在致病因素和证候演变方面,这就导致同一种疾病在不同学派中,对于证候成因的归纳亦有很大差别。

四、明 清 时 期

明清时期的温病学说对证候成因的贡献颇大。致病因素方面,吴有性认为"戾气"是瘟疫的主要致病因素;对于疾病发展阶段的划分,吴瑭、叶桂阐述的三焦和卫气营血辨证,两者描述温热病的角度不同,将温热病分成了不同的阶段,证候也随之发生变化,充分说明疾病的发展阶段是证候的重要成因。吴有性《温疫论》对瘟疫进行了深入研究,指出了瘟疫与伤寒的不同,他认为"夫温疫之为病,非风、非寒、非暑、非湿,乃天地间别有一种异气所感"。他把这种异气命名为"戾气",只要感染的是同一种戾气,那么"所感虽殊,其病则一"。由于瘟疫病与伤寒不同,不能直接套用六经辨证,在六经的基础上,他创立了表里九传辨证模式,并由此理论创制出如达原饮的许多有效方剂。叶桂著有《温热论》《临证指南医案》,首创卫气营血辨证,概括了温热病发病过程中的四个不同阶段及其病理表现。一般来说,初起病在卫分,显示较轻较浅;由卫分到气分,显示已病进一层,入营分则病变逐渐深入而加重,至血分则最重。吴瑭著有《温病条辨》,"历取前贤精妙",仿《伤寒论》六经辨证的体例,以三焦为纲、病名为目,将温病病位分为上、中、下三焦进行辨证,将温热病分为三个不同的阶段,较为全面地反映了温病的病变本质;至此,温病理论体系臻于完善,对温病学说的发展做出了不可磨灭的贡献。清代王清任著有《医林改错》,因为其学术思想特点是重视气血,强调气虚和血瘀为主要致病因素,所以书中对证候的叙述发生了许多变化,体现了致病因素的不同,证候亦不同。

第二节 证候成因的现代争鸣

1955年任应秋先生提出"辨证论治"这一概念,认为中医的证候不同于西医的症状,中医的证候是施治用药的标准,而西医的症状不过是描写患者的异常状态,非诊断治疗上的关键。1959年秦伯未先生提出"证"和"症",实际上是一个字和一个意义,在医学上只是代表临床表现,反对人为强加分割两字。自此关于证候概念争论的序幕就此拉开。1974年出版的第四版教材《中医学基础》将"辨证论治"作为中医基本特点写入教材,而以后的教科书均将"辨证论治"作为了中医的基本特点和诊疗原则。

一、证候内涵的相关争论

辨证论治的确立,使得有关证候内涵的分歧愈加凸显。符友丰、成肇智、朱敬、方药中等学者认为证是疾病外候;孙广仁、王天芳等学者认为证,即证候,是对疾病某一阶段的病理概括。此观点也广泛应用于多版高等中医药院校教材以及诸多专著、论文中;与此同时赵国平、李庆生、卢红蓉等一些学者认为证、候、证候概念有所区别。提出证是证候的病机概括,证候是证的外在反映。

而随着现代科学技术与中医联系愈加紧密,许多学者针对病机与证候的关系提出了新的观点。刘保延提出"证候"是中医主体对客体运动（症）在空间上所呈现的形状和态势（证）以及在时间上所呈现的过程和规律（候）的总括和描述；邢玉瑞依据病机层次将证的外延划分为核心证、基础证、具体证；罗仁认为在辨证中需要运用辨病因、病位、病性、病势来抓住病机，指导临床治疗；谭银章提出辨证必求病机；黄开泰指出症状具有标识病机意义的性质，辨证的目的是辨证候病机，病机是辨证论治的核心。

二、证候成因的现代争鸣

近年来针对证候成因许多人提出了不同的观点。首先，蓝惠灵等学者认为证候成因与心理因素、生理因素、环境因素密不可分，揭示了证候与致病因素的相关性；白彦萍等学者提出体质，外感六淫，或进食辛辣酒醴，或心绪烦扰、七情内伤均与证候成因相关，说明了体质对于证候形成的作用。而韩萍等学者认为环境污染、饮食失宜、劳逸失度、情志失调、久病劳损、年老体衰、失治误治是证候形成的主要原因，侧面展示出疾病不同阶段对于证候成因的影响。

第三节　证候成因的"新三因"理论的提出

近年来，随着人们对疾病及证候认识的加深，以及自然环境和社会环境的变化，证候的成因也在不断地变化，其在证候形成及疾病中的作用也受到更多学者的关注和重视。现代医学和生命科学的发展，为从新的视角深入阐释中医证候的形成原因提供了支撑。在不断地探索证候成因的过程中，我们发现随着人们的生活环境和自然环境的变化，证候的成因较过往的理论已经发生变化，需要推出新的证候成因理论，以更加适合当下中医学发展的需要。因此，笔者详细梳理了历代医家对于证候成因的理论论述，分析了当代医家对于证候形成的学术争鸣，结合证候实证研究的进展，借鉴现代医学对于疾病认识的新的发现,提出证候形成的"新三因"学说,即证候形成由致病因素、遗传体质和疾病发展阶段决定,以期为证候的研究提供更具有实际指导意义的理论依据。证候的形成与致病因素、遗传体质和疾病发展阶段三种要素密切相关,只有兼顾证候形成的诸多因素,明确疾病发生、发展、转归中的致病因素对人体的综合作用,重视生命个体遗传体质的差异性,掌握疾病整体过程中证候的动态演变规律,方能准确掌握和研究证候的本质。

此外,中医现代化是中医药事业发展的重要途径和目标,唯有使得中医的学术理论体系和诊疗水平更加科学化,才能加快中医药的发展。对于证候现代化的研究是现代中医学发展与创新的重大科学问题,也是必经之路。笔者多年来带领团队致力于中医证候的研究,相关研究成果多次荣获国家科学技术进步奖及省部级奖励。基于多年证候探索研究,笔者团队提出"新三因"证候理论,又将之应用于临床和科学研究中,如"三因"证候辨识模式、"三维"病证结合动物模型的构建与评价、"三维"比较的证候生物学基础研究,同时对新概念进行了验证。

证候形成的"新三因"理论指导下的"新三因"证候辨识模式、"三维"病证结合的动物模型构建和评价、"三维"比较的证候生物学基础研究,其特点突出了病证结合、病证纵横交错,以病统证和以证统病同时推进,寻找证候的共性和个性,对于证候现代科学内涵的揭示、临床的精准辨证论治均具有重要的指导意义。证候形成的"新三因"理论的提出,是基于实证的证候理论创新,是中医药经典理论与现代医学碰撞融合的结晶。"新三因"理论的提出为中医学与现代科学交叉搭建了桥梁,为中医现代化找到了新的突破口,特别为中医理论的现代化研究提出了可行的路径,必将成为沟通中医学与现代医学的重要纽带,成为促进中医药守正创新的重要力量。

参 考 文 献

［1］郭淑贞,王伟.中医证候形成的"三因"理论［J］.中医杂志,2020,61（17）: 1493-1497.

［2］曹硕彦.中医病因病机理论形成及影响因素研究［D］.合肥:安徽中医药大学,2015.

［3］周妍妍,康倩倩,于淼,等.《黄帝内经》体质分类解析［J］.中国中医基础医学杂志,2020,26（7）:866-868.

［4］邓铁涛.中医诊断学［M］.上海:上海科学技术出版社,1984.

［5］杨运高,郭振球.《诸病源候论》对中医寄生虫病学的贡献［J］.湖南中医杂志,1993,（6）:20-21.

［6］章新亮.试用吴又可表里九传论统识寒温界立的毒邪理论问题［J］.江西中医药,2013,44（5）:18-20.

［7］符友丰.论"证"的概念与"辨证论治"思路［J］.医学与哲学,1994,15（8）:38-39,42.

［8］成肇智.走出"证"概念的误区［J］.中医杂志,2001,42（6）:369-372.

［9］朱敬,朱翰学.论中医"证"及"辨证论治"［J］.中华中医药杂志,2017,32（1）:21-24.

［10］方药中,许家松.论《伤寒论》中的辨病辨证及其相互关系问题［J］.中医杂志,1986,27（5）:53-55.

［11］赵国平.证与证候异同论［J］.山西中医,1990,6（2）:6-7.

［12］李庆生,王志红,孙雯霞.再论病、症、证三者的概念及其关系［J］.湖南中医药导报,1996,2（4）:6-8.

［13］卢红蓉,于智敏,李海玉等.病机与辨证关系探讨［J］.中国中医基础医学杂志,2017,23（11）:1512-1513.

［14］刘保延,王永炎.证候、证、症的概念及其关系的研究［J］.中医杂志,2007,48（4）:293-296,298.

［15］邢玉瑞.有关"证"概念争议的问题探讨［J］.中华中医药杂志,2018,33（6）:2247-2251.

［16］罗仁．病机四辨与治疗浅识［J］.中医药学刊,1994,（2）:15.

［17］谭银章．从病机学说探讨辨证的定位定性［J］.湖北中医杂志,1984,（2）:11.

［18］黄开泰．求病机还是看形似——对辨证和辨症,病、症和证及证候标识的逻辑思考［J］.河南中医,2007,27（1）:9.

［19］蓝惠玲,金友,姬爱冬,等．大学生亚健康中医证候特征与成因分析［J］.河南中医,2017,27（8）:14-22.

［20］白彦萍,曾绩娟,杨顶权．寻常型银屑病血热证证候成因分析［J］.中华中医药杂志,2007,22（8）:537-540.

［21］韩萍,唐明,郭瑞友,等,论肝肾阴虚证候成因的多元性［J］.中华中医药学刊,2010,28（10）:2166-2167.

［22］赵慧辉,王伟．病证结合证候模型研究基本思路［J］.中华中医药杂志 2006,21（12）:762-764.

第三章 "新三因"证候理论详述

"新三因"证候理论为经过详细梳理历代医家对于证候成因的理论论述后,分析当代医家对于证候形成的学术争鸣,结合证候实证研究的进展,借鉴现代医学对于疾病认识的新的发现而提出。关于证候形成的新"三因"学说,即证候由致病因素、遗传体质和疾病发展阶段决定。

第一节 致 病 因 素

中医的病因学内容发展历史悠久,由《黄帝内经》的初次完整阐述至明清时期中医病因学理论体系基本形成,其发展经历了一个较为漫长的过程。"病因"一词最早出现于宋代陈言的《三因极一病证方论》,意为疾病原因。书中主要将其分为外因、内因、不内外因三类,其中六淫为外因,七情为内因,饮食所伤、劳倦过度、外伤、虫兽伤、溺水等为不内外因,对后世产生了深远影响。因受到现代医学的影响,近现代病因理论体系框架主要以"致病因素"的病因内涵为重点。把病因概念等同于"致病因素",病因被赋予了一种实体的、物质的、可被感知的特性。致病因素(病因)作为疾病发生发展的一个重要条件,在证候的形成方面起到重要的作用。然"病因"与"致病因素"之间的差异性仍具有争议,笔者认为,中医的"病因"因其语言的隐喻性及认知来源的主观性,仅在中医理论体系下具有指导作用,而"致病因素"因其客观性和具体性,更具有推广意义。因涉及证候形成,我们将"病因"与"致病因素"结合来进行讨论。

不同的致病因素作用于机体,机体表现出的证候特征不同。例如,新型冠状病毒感染属于中医"湿毒疫"范畴,其病因属性以湿邪为主,由于湿邪的黏滞、重浊等特征,并常有寒化、热化、燥化等不同,致使本病病机复杂,在临床治疗期和恢复期皆表现出诸多证候类型。治疗期常见证候有湿遏肺卫证、寒湿郁肺证、邪热犯肺证、湿阻肺胃(脾)证、湿毒郁肺证、疫毒闭肺证、气营两燔证及内闭外脱证,恢复期常见证候有肺脾气虚证、气阴两虚证等。甲型 H_1N_1 流感作为中医"戾气"的一种,其病机属于新感、热毒夹湿病邪,多由热毒夹湿邪侵袭肺之卫、气分所致,总体证候表现为热毒重,夹湿邪,卫表证轻,提示治疗应注重清热解毒,透邪外出。而流行性感冒一般以风热犯卫证较多,其次为卫气同病证,风寒外束证最少。虽然上述三者均属中医"疫病"范畴,但致病因素不同,导致其证候表现也不相同。

另外,同一致病因素可导致证候相同的不同疾病,比如喘证与哮证,同属肺系疾病,均与"痰"这一致病因素相关。哮病病因多为外邪侵袭、饮食不当或体虚病后,其病理因素以痰为主,为发病潜在"夙根",可由气候、饮食、情志等诱发,若寒痰为患,则发为冷哮;热痰为患,则发为热哮。喘证病因为外邪侵袭、饮食不当、情志所伤、劳欲久病,实喘在肺,为外邪、痰浊、肝郁气逆,邪壅肺气,宣降不利所致。其中若有热痰壅肺,则发为痰热郁肺证,与哮病热哮证类似。而胃痛与腹痛亦属同类也。胃痛病因主要有外邪犯胃、饮食伤胃、情志不畅和脾胃素虚,基本病机为胃气阻滞,胃失和降,不通则痛。寒邪侵袭为寒邪客胃证;饮食积滞为饮食伤胃证;情志不畅可为肝气犯胃证;脾胃素虚可为脾胃虚寒证。而腹痛可由外感时邪、饮食不节、情志失调及素体阳虚诱发,基本病机为脏腑气机阻滞,气虚运行不畅,经脉痹阻,不通则痛,或脏腑经脉失养,不荣则痛。若寒邪侵袭,可为寒邪内阻证;饮食伤胃可为饮食积滞证;情志不畅可为肝郁气滞证;脾胃素虚可为中虚脏寒证。可见同一致病因素因其病位不同可导致证候相同的不同疾病。

再者,不同致病因素的合并与兼夹,也使临床患者证候特征更为复杂。如,随着糖尿病病程的不断延长,糖尿病周围神经病变中医证型由气虚血瘀证—阴虚血瘀证—痰瘀阻络证—阳虚寒凝证—肝肾亏虚证不断演化,气虚血瘀证和阴虚血瘀证是该病的初期阶段,肝肾亏虚证为该病的较重阶段。又如,慢性阻塞性肺病合并肺心病患者临床急性加重期以血瘀证出现频率较高,稳定期以肺脾气虚、痰浊阻肺证发生的频率较高。因其病程较长,病情易反复,病因病机复杂,涉及脏腑广泛,证候特征复杂多变,临床多见痰湿蕴肺、肺脾肾虚、痰热瘀阻、肺肾气虚、血瘀证等证候。

一、单一致病因素对证候形成的影响

单一致病因素对证候形成的影响在中医教材中有重要体现。《中医内科学》探讨了中医体系下的"病因"与"证"之间的关系,如肺系病证"感冒",病因为外感六淫与时行病毒,但是根据四时六气不同以及体质的差异,临床常见风寒、风热、暑湿三证。风为百病之长,风邪先行,若兼寒邪侵袭,则为风寒束表证;若兼火邪,则为风热犯表证。而在心系疾病"心悸"中,病因为体虚劳倦、七情所伤、感受外邪或药食不当,常见病理因素包括气滞、血瘀、痰浊、水饮,若有血瘀,则多为瘀阻心脉证;若有水饮,则多为水饮凌心证。可见在同一疾病的基础上,单一致病因素的不同会导致证候表现的差异。然而中医体系下的"病因"与"证"的关系较为复杂,此"病因"语言描述多为隐喻,基于"天人相应"的整体观念,范畴较西医描述更为宽广,而且大部分中医病因存在非特异性以及与中医证候之间的非线性对应关系。这是因为中医学对病因的认识来源于生活经验和临床事实,注重观察总结发病前后的疾病与生活状态联系的变化规律,具有实用性但缺乏稳定性。

临床上,高血压中医证型以阴虚阳亢证、痰湿壅盛证、肝火亢盛证、脾肾阳虚证和阴阳两虚证多见,其中阴虚阳亢证的平均脉压最大,脉压是反映动脉弹性差的指标,提示阴虚阳亢证患者病情较为严重。而痰湿作为高血压致病因素之一,研究表明高脂血症患者易引发痰湿壅盛证高血压。此外,在对月经过少患者致病因素进行分析过程中发现,肾虚证占比最多,而子宫内膜厚度越薄,患者肾虚状态越明显,且该关系不受黄体生成素水平的影响。中西医疾病命名不同,界定范围也有所不同,但是致病因素与证候形成之间的关系基本相似,西医的致病因素是对中医病因的具体化展示,如外科手术可导致血瘀病因,血中高含量甘油三酯可包含在痰浊病因中等。

单一致病因素与证候形成的关系较为简单,有利于简化对复杂疾病的认识。然而,疾病多由复杂致病因素互相作用诱导形成,我们很难在临床中观察分析单一致病因素对证候形成的影响。而单一致病因素建立的动物模型较为稳定和易于观察,所以我们可以通过建立病证结合动物模型对复杂致病因素进行拆分,更为直观地研究单一致病因素与证候形成之间的关系。如采用冠状动脉前降支放置 Ameroid 缩窄环制备慢性心肌缺血模型,通过中医证候评价可以发现该模型在 4~8 周发生了从"血瘀证"向"气虚血瘀证"的过渡与演变,在术后 8~12 周表现为气虚血瘀证。该模型由最初的实证,逐渐变化为本虚标实,病情也随之加重。采用冠脉结扎致心梗后心力衰竭大鼠模型,模拟缺血性心脏病如心肌缺血心梗所致的心力衰竭,发现术后 8 周的中医证候为气虚血瘀证,病理表现为左室重构和功能损伤。慢性不可预知温和应激抑郁模型大鼠证候,由肝气郁结证逐渐演变为肝郁脾虚证,利血平拮抗抑郁模型证候由脾气虚证逐渐演变为肝郁脾虚证,提示致病因素对证候形成的关键作用。如果为自愈模型,在最初致病因素造模后,若不持续进行刺激,就会出现自愈情况。如大脑中动脉栓塞法致缺血性脑卒中模型,可以观察到模型第 1 周为急性期,第 2~3 周表现为气虚或气虚血瘀证,至第 4 周则气虚逐渐减轻。

二、复杂致病因素对证候形成的影响

临床中,患者往往表现为主要证兼夹其余证,这在一些内科疾病或慢性疾病中表现最为明显。临床流行病学调查显示,冠心病作为常见的心血管疾病,劳累、饱餐、饮酒、情志过极都是该病的病因。此外,痰浊内阻也是其病因之一。而中医证候多属本虚标实、虚实夹杂的复合证型,本虚以气虚为主,标实以血瘀、痰浊为主,同时可兼见阴虚、气滞、阳虚等证候;证候类型以气虚血瘀、气虚痰瘀、气阴两虚血瘀、痰瘀互结最为多见。冠心病虚证可因年老体弱或久病伤气导致心气不足形成;痰证可由湿邪侵犯人体,或思虑过度、劳倦内伤、多食肥甘厚味导致,气血凝结与上述病机互相影响,又进一步加重血瘀和痰浊阻滞。诸如此类,多种致病因素导致冠心病各种证候的形成。

在通过对 630 例慢性心力衰竭患者进行中医证候分布规律研究后发现,慢性心力衰竭患者证候以三证组合方式最为常见,其次是四证组合和两证组合,再次为五证组合,单证较少。其中单证以气虚最为常见,两证组合以气虚血瘀最为常见,三证组合以气虚血瘀水停最为常见,四证组合以气虚血瘀阳虚水停最为常见,而五证组合以气虚血瘀水停兼夹痰浊证、阳虚证最为常见。又如,缺血性中风可分为急性期、恢复期和后遗症期,统计发现急性期单证是内风证,两证组合以内风加内火最为常见,三证组合以内风、内火加阴虚最多;恢复期单证是血瘀证,两证组合以痰湿加血瘀最多,三证以痰湿、血瘀加阴虚最多;后遗症期单证是气虚证,两证组合以气虚加阴虚最多,三证组合以内风、内火加阴虚或血瘀最为常见;并且也涉及少数四证、五证、六证等组合方式,证候较为复杂。而这些证候组合的出现是在疾病发展过程中,由不同致病因素相互作用产生的,而相同证型的不同患者致病因素可能也不尽相同。

而在动物模型中,常采用复合因素造模方法进行造模,得到更贴近临床证候特征和疾病演变趋势的病证结合动物模型。采用手术结扎大鼠冠脉左前降支后第 9~12 周加用左旋硝基精氨酸腹腔注射联合造模,并通过临床诊断指标等效转换及以方测证手段进行模型评价,可成功制作心梗后心力衰竭心阳虚证大鼠模型。采用高脂饲料喂养小型猪,加介入法行冠状动脉血管内皮损伤可制作痰瘀互结冠心病小型猪模型,其中高脂饲料可致痰,介入法行血管内皮损伤可致瘀,两者双管齐下,则可致痰瘀互结证。在溃疡性结肠炎模型中,可采用免疫复合三硝基苯磺酸进行造模,得到造模 3 天为大肠湿热证,第 3~4 周为脾虚湿蕴证,其中三硝基苯磺酸灌肠可导致大肠发生类似湿热证的病理变化,而免疫抑制剂的注射可以有效延长病变时间,使大鼠体内持续存在免疫反应,让病情进入到缓解期这一阶段,更为贴近临床疾病的演变趋势。运用慢性不可预知刺激(chronic unpredictable stress,CUS)法、慢性不可预知刺激 +L-精氨酸(CUS+L-Arg)法构建大鼠模型,生物学替代指标评价肝郁气滞型急性胰腺炎病证结合大鼠模型,发现 2 种造模方法均能复制肝郁气滞型急性胰腺炎大鼠模型中的肝郁气滞证候,但仅有 CUS+L-Arg 法能够复制病证结合模型中的胰腺损伤,提示 CUS+L-Arg 法连续造模 4 周,可建立肝郁气滞型急性胰腺炎大鼠病证结合模型,且模型具有可重复性、成模后稳定、动物死亡率低、与临床发病机制相近的特点。N- 甲基 -N'- 硝基 - 亚硝基胍(MNNG)是目前确切的可致慢性萎缩性胃炎动物模型最常用化学制剂,多因素诱导更符合临床中该疾病的发生规律,可用苦寒泻下法、饥饱失常和疲劳过度诱发脾虚证;由夹尾结合肾上腺素注射诱发肝郁证;由乙醇、高脂高糖饮食联合人工模拟高温高湿环境诱发湿热证。

由此可见,多种致病因素相互作用在证候形成过程中起着关键的作用,在动物模型研究中,该类作用机制已有所揭示,针对不同证候可由其相应的致病因素进行诱导,而复合病证结合动物模型可由疾病模型致病因素加相应的证候致病因素进行构建。随着病证结合动物模型评价标准的统一化,模型建立过程的标准化,探究致病因素对证候形成的影响将会取得更大的进步。

总之,不同的致病因素作用于机体可导致形成不同的证候。单一致病因素可诱导证候的形成,但在临床中并不常见,多存在于简单疾病及急性疾病中,复杂的内科疾病多受到多种致病因素的相互影响。而单一致病因素制作的疾病模型,可随模型疾病演变出现不同的证候,该模型易于观察,较为稳定,适合对单一致病因素的作用进行分析。多种致病因素可相互作用形成多证组合,临床中较为常见,但比较复杂,且临床中诊断标准不一,难以针对此类患者进行有效的临床试验。而病证结合动物模型可以某一致病因素为主体,根据所需证候增加相关致病因素,进而得到所需证候模型,并通过精确的模型评价体系以及方剂反证的手段进行佐证,建立稳定的复合病证结合动物模型。深入挖掘致病因素对证候形成的影响,可以更好地践行"辨证论治"的基本原则,对于精准辨证论治、提高临床疗效具有重要意义。

第二节 遗 传 体 质

证候形成的"三因"包括致病因素、遗传体质与疾病发展阶段,这些都是决定证候的主要因素。其中,遗传体质作为影响证候形成的主要因素之一,在中医最早的医学著作《黄帝内经》中被多次提及。《灵枢·寿夭刚柔》提出人生下来,体质就各有差异。"人之生也,有刚有柔,有弱有强,有短有长,有阴有阳。"《素问·调经论》中对理想体质即"平人"进行了阐述:"夫阴与阳皆有俞会,阳注于阴,阴满之外,阴阳匀平,以充其形,九候若一,命曰平人。"《灵枢·论勇》提到了不同体质对疾病发生的影响。"有人于此,并行并立,其年之长少等也,衣之厚薄均也,卒然遇烈风暴雨,或病或不病,或皆病,或皆不病"。而在

《素问·异法方宜论》中,则阐述了不同地域之人,因生活环境、饮食习惯等不同,导致人们体质各异,从而好发不同类型的疾病,需要不同的治疗方法。"东方之域,天地之所始生也,鱼盐之地,海滨傍水,其民食鱼而嗜咸,皆安其处,美其食。鱼者使人热中,盐者胜血,故其民皆黑色疏理,其病皆为痈疡,其治宜砭石。故砭石者,亦从东方来。……中央者,其地平以湿,天地所以生万物也众,其民食杂而不劳,故其病多痿厥寒热,其治宜导引按跷。故导引按跷者,亦从中央出也。"东方之人好食鱼肉且嗜好咸味,使人体内热血胜,容易生痈疡,西方之人因环境导致居民大多体质健壮,疾病易生于内;北方天气寒冷,导致北方之人"脏寒"无以运化,易生满病。如此等等均阐述了地域体质不同对疾病的影响。

除此之外,《黄帝内经》中还多次根据不同的方法对人体体质进行划分。《灵枢·阴阳二十五人》就根据人的肤色、身材、性格、对季节的反应等方面,根据五行将人的体质为木、火、土、金、水五大类,后又根据左右足三阳等将体质细分为二十五种,详细阐述不同体质的特点,尤其阐述了不同体质的人对不同季节的适应性,言明不同体质的人在相应季节更容易生病。

除五行分类法外,《黄帝内经》还根据阴阳太少对人体体质进行划分,来阐述不同体质的人性格及内在行为特点。《灵枢·通天》中将人分为太阴之人、少阴之人、太阳之人、少阳之人、阴阳和平之人。"凡五人者,其态不同,其筋骨气血各不等。……太阴之人,贪而不仁,下齐湛湛,好内而恶出,心和(别本作抑)而不发,不务于时,动而后之。此太阴之人也。少阴之人,小贪而贼心,见人有亡,常若有得,好伤好害;见人有荣,乃反愠怒,心疾而无恩,此少阴之人也。太阳之人,居处于,好言大事,无能而虚说,志发于四野,举措不顾是非,为事如常自用,事虽败而常无悔,此太阳之人也。少阳之人,谍谛好自贵,有小小官,则高自宜(别本作宣),好为外交而不内附,此少阳之人也。阴阳和平之人,居处安静,无为惧惧,无为欣欣,婉然从物,或与不争,与时变化,尊则谦谦,谭而不治,是谓至治。"而上述不同体质之人也对应不同的形态特征。"太阴之人,其状黮黮然黑色,念然下意,临临然长大,腘然未偻,此太阴之人也。少阴之人,其状清然窃然,固以阴贼,立而躁崄,行而似伏,此少阴之人也。太阳之人,其状轩轩储储,反身折腘,此太阳之人也。少阳之人,其状立则好仰,行则好摇,其两臂两肘则常出于背,此少阳之人也。阴阳和平之人,其状委委然,随随然,颙颙然,愉愉然,暶暶然,豆豆然,众人皆曰君子,此阴阳和平之人也。"而针对上述不同体质的人,《黄帝内经》中也提出针对不同体质应注意的治疗方法。"太阴之人,多阴而无阳,其阴血浊,其卫气涩,阴阳不和,缓筋而厚皮,不之疾泻,不能移之。少阴之人,多阴少阳,小胃而大肠,六腑不调,其阳明脉小;而太阳脉大。必审(而)调之,其血易脱,其气易败也。太阳之人,多阳而少阴,必谨调之,无脱其阴,而泻其阳,阳重脱者易狂,阴阳皆脱者暴死不知人也。少阳之人,多阳(而)少阴,经小而络大,血在中而气在外,实阴而虚阳,独泻其络脉则强,气脱而疾,中气不足,病不起也。阴阳和平之人,其阴阳之气和,血脉调。(宜)谨诊其阴阳,视其邪正,安其容仪,审有余不足,盛则泻之,虚则补之,不盛不虚以经取之。"

而在《灵枢·逆顺肥瘦》中,又将人分为肥人、瘦人及常人,针对不同体质的患者有不同的针刺治疗方法。"年质壮大,血气充盈,肤革坚固,因加以邪,刺此者,深而留之,此肥人也。""瘦人者,皮薄色少,肉廉廉然,薄唇轻言,其血清气滑,易脱于气,易损于血,刺此者,浅而疾之。"刺常人则"视其白黑,各为调之,其端正敦厚者,其血气和调,刺此者,无失常数也。"《灵枢·卫气失常》进一步将上述体质分类进行了划分,将人分为有脂、有膏及有肉,"腘肉坚,皮满者脂。腘肉不坚,皮缓者膏。皮肉不相离者肉。……膏者其肉淖,而粗理者身寒,细理者身热。脂者其肉坚,细理者热,粗理者寒。……膏者多气而皮纵缓,故能纵腹垂腴。肉者身体容大。脂者其身收小。……膏者多气,多气者热,热者耐寒。肉者多血,则充形,充形则平。脂者其血清,气滑少,故不能大。此别于众人者也。"而针对上述不同的体质,在治法上书中也强调"必先别其三形,血之多少,气之清浊,而后调之,治无失常经。是故膏人者,纵腹垂腴;肉人者,上下容大;脂人者,虽脂不能大者。"此外在《灵枢·论勇》中,也对人的体质进行了一种划分。"勇士者,目深以固,长衡直扬,三焦理横,其心端直,其肝大以坚,其胆满以傍,怒则气盛而胸张,肝举而胆横,眦裂而目扬,毛起而面苍。此勇士之由然者也。怯士者,目大而不减,阴阳相失,其焦理纵,髑骺短而小,肝系缓,其胆不满而纵,肠胃挺,胁下空,虽方大怒,气不能满其胸,肝肺虽举,气衰复下,故不能久怒。此怯士之所由然者也。"由此可见,早在千年前,先贤就已认识到体质差异对疾病的影响,也影响着疾病的治疗。

而随着中医学的发展,不断有医家认识到禀赋与体质对人体生理病理及疾病证候的诊断及防治方面的影响。在医圣张仲景的《伤寒论》中,虽未直言体质,但也涉及了不同体质对疾病发病的影响以及对不同体质在治疗疾病时的注意事项。这点现代诸多学者都进行过阐述论证。仲景在《伤寒论》中提到患者体质不同,如强人、盛人、瘦人、羸人、尊荣人、湿家、喘家、呕家、淋家、疮家、衄家、汗家、酒家等,而不同的体质有对应的治疗注意事项。《伤寒论》十七条言"若酒客者,不可与桂枝汤,得之则呕,以酒客不喜甘故也";八十四条言"淋家不可发汗,发汗必便血";八十七条言"亡血家不可发汗,发汗则寒栗而振";《金匮要略·血痹虚劳病脉证并治》说:"夫尊荣人骨弱肌肤盛,重因疲劳汗出,卧不时动摇,加被微风,遂得之"。除了直言不同体质的不同注意事项外,《伤寒论》中六经传变思想,也涉及体质对疾病演变规律的影响。"传"，是指病情循着一定的趋向发展，由一经传到另一经。"伤寒一日，太阳受之，脉若静者，为不传；颇欲吐，若躁烦，脉数急者，为传也。伤寒二三日，阳明、少阳证不见者，为不传也"；"变"，是指病情在某些特殊条件下不循一般规律发展，而发生了性质的改变。十六条"太阳病三日，已发汗，若吐，若下，若温针，仍不解者，此为坏病，桂枝不中与之也。"便说明体质不同用药后病情未必缓解，甚至会产生变证。六经的"传"与"不传"，"变"与"不变"，皆是因体质影响，导致机体对病邪产生了不同反应，导致邪气出现不同的传变规律。而《伤寒论》中还提到"太阳病，桂枝证"（34条）及"伤寒中风，有柴胡证"（101条）等，更是从另一方面对体质的一种概括，黄煌教授便将《伤寒论》中方证和体质辨别相结合，根据外观特征和好发症状，归纳出了"方证体质"，对《伤寒论》中的体质学说进行了进一步补充。

汉代之后，医家进一步对体质的影响有了更多的认识。到了宋代，庞安时在《伤寒总病论》中提出，"人五脏有大小、高下、坚脆、端正偏倾，六腑亦有大小、长短、浓薄、缓急"，"凡人禀气各有盛衰，宿病各有寒热，因伤寒蒸起宿疾，更不在感异气而变者，假令素有寒者，多变阳虚阴盛之疾，或变阴毒也。素有热者，多变阳盛阴虚之疾，或变阳毒也。"继续强调体质对疾病证候寒热性质的影响。钱乙在《小儿药证直诀》中对小儿体质特征进行了阐述，将其概括为"成而未全"，"全而未壮"，指出小儿"脏腑柔弱，易虚易实，易寒易热。"考虑到小儿体质的特殊性，钱乙提出在小儿疾病诊治中，要考虑"小儿脏腑娇嫩，易为伤动"的性质。《小儿药证直诀·脉证法治》中提到"小儿易虚易实，下之既过，胃中津液耗损，渐令疳瘦"，所以"小儿脏腑娇嫩，不可痛击"。"小儿易为虚实，脾虚不受寒温，服寒则生冷，服温则生热"，所以小儿用药"不可峻补，亦不可峻攻"。而陈直在《养老奉亲书》中对老年人的体质特征及其养生理疗的方法进行了阐述。《养老奉亲书·下籍·形证脉候》记载"老人真气已衰,此得虚阳气盛,充于肌体,则两手脉大,饮食倍进,双脸常红,精神康健,此皆虚阳气所助也。须时,有烦渴膈热,大腑秘结。但随时以平常汤药,微微消解,三五日间自然平复。常得虚阳气存,自然饮食得进,此天假其寿也。切不得为有小热,频用转泻之药通利,苦冷之药疏解。若虚阳气退,还复真体,则形气羸,脏腑衰弱,多生冷痰,无由补复。"

金代,金元四大家之一的刘完素在《素问玄机原病式》中,从理论上阐述了各种类型的病理体质的形成与内生六气的关系。明代张景岳首次明确提出"体质"一词,在《景岳全书·杂证谟》中言:"矧体质贵贱尤有不同,凡藜藿壮夫及新暴之病自宜消伐,惟速去为善",而"脏气各有强弱,禀赋各有阴阳","阳脏之人多热,阴脏之人多寒。阳脏者,必平生喜冷畏热","禀有阴阳,则或以阴脏喜温暖,而宜姜、桂之辛热;或以阳脏喜生冷,而宜芩、连之苦寒。或以平脏,热之则可阳,寒之则可阴也。"到了清代,陈修园在《伤寒论浅注·读法》中提到"人之形有厚薄,气有盛衰,脏有寒热,所受之邪,每从其人之脏气而为热化、寒化",因此"知此愈知寒热之化,由病人之体而分也"。《医宗金鉴·伤寒心法要诀》提到:"人感受邪气虽一,因其形脏不同,或从寒化,或从热化,或从虚化,或从实化,故多端不齐也。"都言明体质可影响证候的寒热性质。而叶桂《临证指南医案》中也明确提到了"体质"一词。《临证指南医案·咳嗽》曰:"平素体质,不可不论"。在《临证指南医案·湿》中提出"阳微体质,湿痰内聚,便溏脘闷,肌麻舌干,清理湿邪,气机升降自安",又言及不同体质的治法不同,"治法总宜辨其体质阴阳,斯可以知寒热虚实之治。若其人色苍赤而瘦,肌肉坚结者,其体属阳。此外感湿邪,必易于化热;若内生湿邪,多因膏粱酒醴,必患湿热湿火之症。若其人色白而肥,肌肉柔软者,其体属阴。若外感湿邪,不易化热。若内生之湿,多因茶汤生冷太过,必患寒湿之症。"而在《临证指南医案·幼科要略·痘》中也提到过体质对小儿诊治的影响。"凡看痘,先论儿体强弱,辨肌色。如色白多气虚,色苍多血热,形象尫羸有宿病,或渴乳。肌柔白嫩者,痘必鲜明;苍黑皮粗者,色必暗晦;羸瘦病质,色燥形枯。必须辨明,根据期长养,内症安和。"

体质学说虽在古代并未形成系统而完整的理论,但诸多历代医家从不同角度阐述了体质对疾病及证候的影响。近代,随着人们对疾病及证候认识的加深,越来越多医家注意到体质在疾病及证候形成中的作用。现代,我们对体质已形成相对系统的认识。国医大师王琦便对体质进行了深入的研究及解说。在人民卫生出版社出版的"十二五"规划教材《中医基础理论》(第2版)中,将体质定义为人体在生命过程中由先天禀赋和后天调养所决定的表现在形态结构、生理功能和心理状态方面综合的相对稳定的固有特性。换言之,体质实禀受于先天,调养于后天,在生长、发育和衰老过程中所形成的与自然、社会环境相适应的相对稳定的人体个性特征。它在生理上表现为功能、代谢以及对外界刺激反应等方面的个体差异,影响着人对自然、社会环境的适应能力和对疾病的抵抗能力;在病理上表现为对某些病因和疾病的易感性,以及产生病变的类型与疾病传变转归中的某种倾向性等,进而还影响着某些疾病的证候类型和个体对治疗措施的反应性,从而使人体的生、老、病、死等生命过程,带有明显的个体特异性。由此,我们明确地提出,在证候形成的"三因"理论中遗传体质在一定程度上决定了某些疾病的证候类型,是证候易感性的重要因素,同时影响着证候的转归,与中医证候密切相关。

一、民族、性别、家系对证候形成的影响

不同民族、性别的人群,遗传背景不同,同种疾病的证候分布特征也不同。流行病学调查显示,在我国新疆地区汉族与维吾尔族比较,汉族代谢综合征中痰热证、心阴虚证患者多于维吾

尔族,其他证候罹患情况则两民族之间无差异。汉族痰热证、心气瘀滞证、脾阴虚证、肝气郁滞证得分也显著高于维吾尔族。可见我国新疆地区汉族与维吾尔族中医证候类型构成不同,汉族人群痰热、心肝郁滞证较多且重。在心肝郁滞方面女性尤其突出。维吾尔族各类证候罹患率均较低,无性别差异。而在不同品系的动物疾病模型也观察到了类似的现象。有研究观察并比较常用不同品系 H22 肝癌小鼠中医证候的特征与差异,包括KM、BALB/c、ICR、C57 共 4 种品系小鼠,发现 BALB/c 与 ICR 肝癌小鼠气虚、阴虚、阳虚更为严重。

二、个体遗传差异对证候形成的影响

现代采用诸多方法证明了证候遗传体质与疾病及证候形成的关系。有研究显示,痰湿质患者发病后其 MTHFR C677T 基因型倾向于表现为 CT 基因型,风痰瘀阻证患者发病后易表现为 TT 基因型,阴虚动风证患者发病后易表现为 CT 基因型。如在心脑血管疾病领域内,还有人研究发现体质与疾病易感性的关系。气虚质、痰湿质与短暂性脑缺血发作疾病的发生呈正相关,痰湿质、血瘀质与缺血性脑卒中的发生呈正相关,说明痰湿质、气虚质、血瘀质与症状性椎基底动脉粥样硬化性狭窄疾病发生呈正相关,而平和质为症状性椎基底动脉粥样硬化性狭窄的保护因素。

三、体质与证候易感性

不同体质的患者患病后的证候类型也不同。研究显示,缺血性脑卒中患者的体质与中医证候类型有相关性,平和质、血瘀质者发病后无明显证候类型趋势;痰湿质发病后以风痰瘀阻证为主要证候;气郁质发病后以风火上扰证为主要证候;阴虚质患者发病后以阴虚风动证为主要证候。而缺血性脑卒中患者体质与脑卒中后抑郁的发生亦有相关性,统计学显示痰湿质、气郁质与脑卒中后抑郁的发生有相关性。

在心血管疾病方面,有研究发现,在冠心病患者中瘀血质与心血瘀阻证、痰阻心脉证和心阳亏虚证显著相关,气虚质与心阴亏虚证、心气亏虚证和心阳亏虚证显著相关,痰湿质与痰阻心脉证和心阳亏虚证显著相关,阳虚质与寒滞心脉证、心气亏虚证和心阳亏虚证显著相关,阴虚质与心阴亏虚证、心气亏虚证显著相关,气郁质与气滞心脉证显著相关。在不稳定型心绞痛患者研究中发现,不稳定型心绞痛患者体质以血瘀质和痰湿质所占比例最高,且在中医体质与中医证型方面存在较强的相关性,血瘀质与心血瘀阻型相关性较大,与寒凝心脉型存在相关性;痰湿质与痰阻心脉型相关性较大,与气滞心脉、寒滞心脉型存在相关性;湿热质与痰阻心脉型及寒滞心脉型存在相关性;气虚质与心气亏虚型相关性较大;阳虚质与心气亏虚、心阳亏虚型相关,并与寒滞心脉型存在相关性;阴虚质与心阴亏虚、心阳亏虚型相关;气郁质与气滞心脉相关性较大。提示不稳定型心绞痛早期患者的体质与其证候有明显的相关性,辨体质治疗或可取得较好的临床效果。同时反映出不同体质类型在发病倾向方面各有特点,可明显影响疾病的证候类型。

四、体质与证候演变

体质还影响疾病证候的演变。有研究显示,缺血性脑卒中复发与体质相关。经研究,复发患者中,单一体质复发居于前三位的体质类型依次为血瘀质、气虚质和平和质。当两种体质兼夹时,气虚质夹杂血瘀质复发例数最多,高于其他夹杂体质。通过 Essen 卒中风险评分联合中医体质,预测非心源性缺血性中风再发风险,发现高危组最常见的体质类型为气虚质、血瘀质及平和质,最少见的体质为阴虚质。低危组最常见的体质类型为血瘀质、气虚质及平和质,最少见的体质类型为特禀质。由此可见复发患者体质类型以气虚质、血瘀质以及平和质多见;复发患者中医证型多以气虚血瘀证、风痰瘀阻证单证以及气虚血瘀夹杂风痰瘀阻证多见。

五、体质与证候预后

体质不仅影响着证候的易感性与疾病的转归,还制约着疾病的预后。有研究显示,湿性体质可能是乙型肝炎慢加急性肝衰竭患者短期预后的独立危险因素。还有研究发现,胃癌术后发生复发转移的常见体质类型有气虚质、气郁质、阳虚质、阴虚质、湿热质,其中气虚质与阳虚质相较其他体质更易出现复发转移。通过对 EORTC QLQ STO-52 生活质量量表的分析,扶正解毒中药辨体质加减治疗对平和质、气虚质、气郁质、湿热质、阳虚质、阴虚质患者生存质量均有治疗效果,其中气郁质、阴虚质患者经过治疗生存质量提升较其他体质更明显。

综上,我们可明确得知,遗传体质是证候形成的重要原因,在一定程度上决定了某些疾病的证候类型。由于遗传背景的差异,人群在未患病时亦表现出不同的体质特征。而不同体质患者因其遗传背景不同,疾病的易感性不同,患病后的证候类型也不同,同时制约着证候的转归。由此看来,遗传体质与中医证候密切相关。

第三节 疾病发展阶段

一、疾病不同发展阶段的证候特征

（一）理论依据

从证候的定义上,可以看出证候本身就带有阶段特点,因其明确指出是对疾病一定阶段病变本质的概括。证候作为疾病发展过程中的特殊表现,与疾病所处阶段密不可分。在《素问·至真要大论》中有提到:"气有高下,病有远近,证有中外,治有轻重,适其至所为故也。"此处证有内外两个层次,即外在表征与内在的病痛。至汉代,张仲景在《伤寒论》中分条论治,每条下皆列证候和治法,以六经辨证统概证候,并形成完整的辨证论治理念。晋代葛洪在《肘后备急方》序言有"故备论证候,使晓然不滞"。以"卒得霍乱"为例,有"先腹痛者""先洞下者""先吐者""先手足逆冷者""转筋者""干呕者"等,所言"证候"乃属主要疾病临床表现及其发展变化之类。段玉裁在《说文解字注》中云:"凡覰伺皆曰候,因之以时为候。"从段注来看,候字包含两方面含义:一有观察到的现象之义,二有对现象观察的过程之义。从古代文献中,可以发现"证候"除具备四诊所收集的外在特征外,同时它还具有时空特点,因此证候的发生发展与疾病所处阶段是紧密联系的。疾病的过程是不断发展变化的。因此,反映疾病发展阶段本质的证候就必然存在连续发展和动态变化的特征。

（二）临床患者不同疾病发展阶段的证候特征

临床疾病诊断和治疗的过程中,医生需要对就诊患者进行疾病分期,并对该阶段的疾病特征即证候进行概括。这种分期不仅可以体现患者疾病所处阶段特点,帮助医生准确掌握患者发病至就诊的变化规律,同时对于指导临床用药及预后都具有十分重要的意义。

张艳等根据不同的发病阶段,把慢性心力衰竭分为早、中、晚3期。慢性心力衰竭早期以气虚血瘀证多见,中期以气阴两虚兼血瘀证多见,晚期以阳虚水泛证多见。蒋梅先认为慢性心力衰竭属本虚标实之证,在临床上有稳定期和急性加重期之分。在治疗上,根据分期证型,稳定期以扶正固本为主,在辨证论治的基础上参以活血通络、宽胸利水之品;急性加重期宜及时祛除诱因,加强祛邪扶正,遵循"急则治标"的原则。朱婉华等通过采用临床流行病学研究方法对468例不同地区痛风患者的中医证候分布规律进行分析,发现痛风患者急性期主要为湿热蕴结证,间歇期以痰浊阻滞证居多,慢性期多表现为肝肾阴虚证。表明痛风的证候与痛风表现的疾病分期有一定关系。在2型糖尿病患者中,80%以上有气阴两虚的表现,且常兼多种证型,随着病程发展,2型糖尿病患者会较多出现痰湿、瘀血证,气阴两虚证见于疾病全程。郭燕周等分析175例脑梗死患者的证候要素分布规律,结果显示风证在急性期出现率最高,阴虚阳亢证和气虚证在恢复期出现率最高,痰、瘀贯穿病程的始终。另有研究提示,随着慢性萎缩性胃炎的演变,其中医证候也有相应的变化。在慢性非萎缩性胃炎→轻度萎缩→中度萎缩→重度萎缩的演变过程中,证候的演变为肝胃气滞证逐渐减少,胃阴不足证、胃络瘀血证逐渐增多,慢性萎缩性胃炎的证候阶段演变规律为认识和探究其瘀血阻络病机理论提供了临床依据。在中风证候方面,中风急性期证型以风证出现比例最高,其次是痰证和血瘀证,阴虚阳亢证最少,整体表现为风证＞痰证＞血瘀证＞火热证＞气虚证＞阴虚阳亢证;在恢复期,痰证、血瘀证、气虚证为排在前三位证候要素,证候分布整体表现为痰证＞血瘀证＞气虚证＞阴虚阳亢证＞风证＞火热证;在中风后遗症期,气虚证成为主要证候要素,痰证和血瘀证持续存在,整体分布为气虚证＞血瘀证＞痰证＞阴虚阳亢证＞风证＞火热证。王大忠调查了1 340例中风患者,发现证候分布在疾病不同时期存在显著差异,在整个病程中均以风痰阻络证占据主导地位,随着病程进展,气虚血瘀的发生强度越来越高,而风火上扰则逐渐下降。丁德经对85例患者进行研究,结果显示干燥综合征初发或急性发作期病机证素以火热、瘀火、瘀热、燥火为主。随病情的迁延,以阴虚、气虚、气阴两虚、阴精亏虚为主的病机证素比重逐渐升高并占主要地位。慢性缓解期病机证素以阴虚、气虚、燥、气阴两虚为主,并贯穿各时间点。银屑病在发病初期为血热证,以后随着病情的好转或静止而逐渐转为血燥证或血瘀证。3种证候的分布与性别、年龄和季节无关,因为不论在任何性别、年龄和季节发病的患者,其"临床经过"都是一致的,即发病初期均为血热证,以后均逐渐转为血燥证或血瘀证。银屑病的3种基本证候之间存在着时相性,即每一次发病初期为血热证,随着时间的延长,逐渐转化为血燥证或血瘀证。临床上,疾病在不同阶段的证候除主证外,往往存在兼夹证,单纯用主要证型分析很难反映疾病中医证候的全部特点。如在哮喘疾病中,发作期分寒哮、热哮、风哮和虚哮,缓解期分肺气亏虚、脾气亏虚和肾气亏虚。调查发现,青少年患者发作期以风哮为主(47.12%),缓解期肺气亏虚最多(61.44%);中年患者发作期以热哮为主(45.80%),其次是风哮(23.32%),缓解期主要表现为脾气亏虚(38.93%)和肺气亏虚(37.14%);老年患者发作期热哮比例仍然最多(42.92%),但虚哮和冷哮比例明显增加,共占40.13%,缓解期则以脾肾亏虚为主,其中脾虚占39.12%、肾虚占24.61%。并且由于证候可能受到体质、感邪轻重、病程等多因素影响,横向频数统计得出的证候在各个时期的分布规律并不能代表所有个体的演变情况,甚至会掩盖以不同证候为起始的演变规律。因此,选用合适的方法进行个体层面的纵向数据分析,进而总结相似个体的共同演变趋势是证候变化研究的进一步要求,也是证候研究中引入多学科交叉新方法的需求所在。疾病某一阶段多种证候同时存在是普遍现象,作为中医研究人员不仅要掌握疾病不同阶段的主要证型,同时也要对疾病某一阶段的常见兼证具有清楚的了解和判断能力。

（三）疾病治疗后的证候特征

疾病在受到治疗干预后,通常会出现与疾病正常证候演变不同的证候特征。如胃癌术后早期,中医证候以虚证为主,其演变的规律为由实转虚→虚证为本→虚实夹杂。化疗后以气虚、阴虚和痰湿证为多见,在化疗期间患者表现出的中医证候大多为复合证候,主要是因为化疗药物大多数具有毒性,伤阴耗气,损精灼液,导致脏腑功能失调。除此之外,受一些干预因素的影响,医生在接诊时所捕捉到的往往不是疾病的初始证候,而是证候演化过程中的某个状态。这些因素常常会给临床医生诊断患者病情和证候带来困难和挑战,因此探究疾病经过干预后的不同阶段的证候特征更显重要。

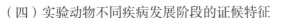

（四）实验动物不同疾病发展阶段的证候特征

疾病不同阶段的证候特征在实验动物身上同样也有体现。以65mg/kg的剂量腹腔注射链脲佐菌素所建立的糖尿病大鼠模型，早期证型以内热偏盛为主，因链脲佐菌素可损伤机体阳气，故实验动物也兼有轻度阳虚表现，且贯穿始终。至3~5周出现气阴两虚的表现，10周时表现为阴阳两虚。采用高脂饮食联合左冠脉结扎术制备冠心病复合高血脂状态病证结合动物模型，并对术后模型大鼠各项疾病指标进行观察检测，最后发现冠心病复合高血脂状态大鼠模型在术后7~14天属于气虚血瘀证，14~28天过渡为气虚血瘀兼有痰浊证。人类与动物在同一疾病不同阶段的不同证候特征，提示我们疾病不同阶段证候演变有其客观规律性。

二、疾病发展阶段与证候演变规律

（一）理论依据

疾病发展阶段通常涉及动态时空的改变，即证候是一定时间与一定状态的产物，时间在推移，状态在变化，证候就有可能发生由此为彼的改变，这种改变通常表现为证候演变规律。《黄帝内经》中关于"旦慧、昼安、夕加、夜甚"的记载揭示了患者疾病在一天内随时间发展变化的过程。《素问·脏气法时论》指出，"病在肝，愈于夏，夏不愈，甚于秋，秋不死，持于冬，起于春"，更是突出了四季对疾病的影响。伤寒的六经传变，温病的卫气营血传变及三焦传变，疾病的脏腑生克乘侮、阴阳转化和气血相关传变等等，都是证候动态变化的形式，中医临床辨证施治的灵活性在很大程度上取决于证候的动态时空特征，证候随着时空的迁移发生了变化，诊断和治疗也随之变化。加强对证候阶段特征的认识和把握，对于揭示证候实质、增加辨证论治准确性，提高临床疗效具有重要的理论和现实意义。

叶桂云："卫之后方言气，营之后方言血……在卫汗之可也，到气才可清气，入营犹可透热转气……入血就恐耗血动血。"这4个阶段、层次不是人为地划分，而是温病发生、发展和变化的客观规律。此外，卫气营血理论中的卫分证候群、气分证候群、营分证候群和血分证候群，又可分为若干个小证候群，如卫分证候群可分为温热性的卫分证候群和湿热性的卫分证候群，分到最后是单个证候，如温热性的卫分证候群又可分为风热病邪所引起的风热卫分证和燥热病邪所引起的燥热卫分证，其代表方是银翘散和桑杏汤。临床上也常有相兼证候群，即兼有卫、气、营、血证候群中的某2个以上的证候所组成的证候群，如卫气同病，气营同病等。因此，疾病不同阶段的证候特点往往具有多样性、易变性和复杂性。但是根据疾病发展阶段特征，依然可以对疾病不同阶段的证候进行较为准确的分析诊断，从而确定证候特点，辨证施治。如急性胰腺炎，根据传统的脏腑辨证、伤寒六经辨证及卫气营血辨证概括病程中所有的症状，应用早期、中期、进展期及恢复期概括本病证类型和病机演变规律，该病的病机演变一般经历早期气滞湿阻、中期气滞血瘀、进展期热毒炽盛，灼伤气血和恢复期正虚邪退。早期气滞湿阻证表现以气机阻滞、腑气不通而腹痛气滞或湿热之症为主，脾土壅滞，肝失条达，土壅木郁，湿热之邪蕴结中焦，以致传导失职，腑气通降不利而腹痛。中期气滞血瘀证表现为肝郁气滞，肝胆湿热，胃肠热结而致结聚不散，形成血瘀，血瘀又可进一步形成留瘀化热、灼伤血络、络瘀化毒的结果。进展期由于热毒血瘀进一步发展为热毒内盛，瘀热内结，肉腐为脓，五脏六腑皆可受病，可见气血败乱、脏器衰败以及多器官功能衰竭。恢复期由于邪去正伤，气血不足，不能温养脏腑，而表现出气阴两伤、脾虚湿困、湿热留恋、腹痛迁延不愈等。证候的演变规律离不开中医理论的支持，疾病不同阶段的证候演变即是疾病病机和症状的变化。

（二）疾病不同阶段证候演变规律研究方法

证候演变规律研究多采用临床研究、实验研究和专家调查等方法。临床研究方法主要采用横断面调查、纵向研究、回顾性研究等。通过比较疾病不同时点、不同阶段或不同分期患者的中医证型构成比或某一证型所占百分比,有助于理解和掌握病证变化规律。把握好病,能从总体和纲领上把握人体状态;把握好证,能抓住疾病当前阶段的病机特点。考虑到证的时空特性,病证结合使中医辨证在每一具体疾病范围的限定下更清晰,更能体现证自身的演变规律,当用疾病的演变将不同阶段的中医证候贯穿起来时,能弥补单纯辨病或单纯辨证的局限,提高临床医生辨病辨证的把握度。

除此之外,要从中医基本理论出发,结合临床客观规律,总结疾病不同阶段的证候演变规律。例如关于胸痹,随着现代生活节奏的加快,社会压力、生活压力增大,人们易发生情志上的变化,七情内郁,气机不畅,肝失条达,心血瘀阻,心脉不畅而成胸痹。故早期可见气滞心胸证。寒、痰、气、瘀等病理产物的生成,既可单一致病又可兼夹为病,同时这些病理产物又可损伤阳气,使机体阳虚进一步加重。故发作期可见心阳不振证、气滞痰阻证、瘀血阳微证、寒凝心脉证。疾病日久,耗伤正气,导致气虚。心与肺通过宗气相连,心损及肺,肺损及心,导致心肺气虚。肾为一身之本,阳虚日久必损及肾阳。肝气郁滞,气机不畅,横逆犯脾,导致脾失健运,湿浊内生。故缓解期可见心肺气虚证、肝脾不调证、心肾阳虚证。机体正气渐复,邪气消退,表现以本虚为主,故可见阳虚、气虚、阴虚的表现。而情志因素与本病的关系密切,故在恢复期可见阳虚气滞证、气阴两虚证、心气不足证。在慢性阻塞性肺疾病疾病中,急性加重期为痰邪(痰热、痰湿)阻肺或痰瘀互阻,常兼以气虚或气阴两虚,病理性质以实为主;病情缓解进入危险窗期后,邪实渐去,本虚显露,出现以痰湿、痰瘀与气虚、气阴两虚相互兼夹的证候,病理性质为虚实夹杂;到稳定期以气虚、气阴两虚为主,兼有痰瘀,病理性质以虚为主。因此,在疾病不同阶段证候演变规律研究方法方面,应以病证结合为中心,中医基本理论为基础,联系临床客观规律,采用临床研究、实验研究和专家调查等方法,探究具体疾病在不同阶段的演变规律。

（三）临床指导意义

探究疾病不同阶段的证候演变规律,对指导治疗患者和预后处理具有重要的意义。如元代朱震亨采用"先补后攻"的方法治疗痢疾,正是先考虑到患者会在承气汤攻伐后发生气虚的危证。经过前瞻性临床评价后,具有群体趋势的证候演变规律将有助于相应的中医治疗进入规范化临床路径。近年来许多研究者发现 2 型糖尿病发展过程中存在中医病证演变的规律性,随着病程的进展,该病证型则逐渐呈现阴虚热盛证→气阴两虚证→阴阳两虚证兼有痰浊、血瘀的动态病机演变规律。并且随着现代科学研究的发展,研究人员对很多常见证候都有了较为清楚的认识。如中医阴虚和阳虚证患者血浆环磷酸腺苷（cAMP）、环磷酸鸟苷（cGMP）含量及其比值出现相反的变化趋势;痰浊证患者多伴有血脂［血清总胆固醇（TC）、甘油三酯（TG）、低密度脂蛋白胆固醇（LDL-C）］的异常升高;血瘀证患者则常伴有血液流变学指标的异常等。小儿支原体肺炎急性期的风热闭肺证、痰热闭肺证血沉多明显升高,恢复期的阴虚肺热证血沉则正常。将证候演变规律和现代临床研究结合起来,能为确定中医辅助治疗方案的主要方向提供参考,并起到治前预防、治后防变的作用。

在疾病发生发展过程中,疾病发展阶段与证候表现密切相关。探明疾病不同阶段的证候演变规律,对学习掌握中医理论以及临床辨证论治均具有十分重要的意义。通过对疾病不同阶段证候要素分布、演变的纵向分析及同一时间的横向比较,可以发现疾病在特定时点的主要矛盾及不同时点证候要素组合、演变规律,能够把握整个疾病的证势转化及为不同时点的辨证施治提供重要信息,进而为患者提供更加个性化、精准化的干预方案。

综上,在临床患者及病证结合动物模型,证候的形成均受到致病因素、遗传体质以及疾病发展阶段的影响。证候"新三因"学说的提出,将主要基于四诊信息的辨证论治,拓展到证候形成及演变的时空特征,有望为证候生物学基础的揭示提供新的思路,为证候的精准辨识以及多维度论治提供依据,为证候视角下的疾病分类、预防及治疗提供重要参考。

参 考 文 献

[1] 李建生,冯贞贞,春柳,等.新型冠状病毒肺炎中医证候诊断标准(试行)[J].中医杂志,2021,62(1):86-90.

[2] 梁腾霄,吴畏,解红霞,等.甲型H1N1流感的中医证候特点[J].中医杂志,2011,52(5):392-394.

[3] 史利军,王德全,苏艳文,等.糖尿病周围神经病变中医证型与危险致病因素相关性探讨[J].实用糖尿病杂志,2016,12(5):12-13.

[4] 费笑.慢阻肺合并肺心病中医证候分布及相关因素的初步研究[D].广州:广州中医药大学,2012.

[5] 魏佳,李灿东.中西医病证结合的异与同[J].中华中医药杂志,2020,35(7):3310-3313.

[6] 王阶,姚魁武,邢雁伟,等.冠心病病证结合临床研究与实践[J].中医杂志,2015,56(24):2089-2092.

[7] 宇文亚,韩学杰,王丽颖,等.基于层次分析法的慢性胃炎中医临床指南病证结合质量评价方法学探索[J].中医杂志,2011,52(6):471-473.

[8] 郭淑贞,王伟.中医证候形成的"三因"理论[J].中医杂志,2020,61(17):1-5.

[9] 高振,刘莹莹,朱玉龙.中医证候模型:从定位基础到模拟临床[J].中华中医药杂志,2020,35(3):1045-1050.

[10] 厉蓓,高越,孙婧,等.肺肾气虚哮喘病证结合模型的建立与评价[J].中华中医药杂志,2019,34(4):1695-1699.

[11] 郭军雄,许小敏,刘雨娟,等.腹泻型肠易激综合征"肝郁脾虚证"病

证结合大鼠模型的动态评估[J].中华中医药学刊,2018,36(11):2590-2592.

[12] 亓永祯.高血压中医证型与相关致病因素的调查研究[D].济南:山东中医药大学,2013.

[13] 高飞霞,郜洁,巫海旺,等.月经过少中西医病因的相关性及致病因素研究[J].辽宁中医杂志,2016,43(5):919-922.

[14] 王勇,李春,啜文静,等.基于小型猪冠心病慢性心肌缺血模型气虚血瘀证的证候评价[J].中国中西医结合杂志,2011,31(2):233-237.

[15] 吴爱明,赵明镜,张冬梅,等.心梗后心力衰竭模型大鼠中医证候特点及心脏的超声评价[J].中国中西医结合杂志,2007,(3):227-230.

[16] 李玉波,孙玉秀,马雪玲,等.慢性应激和利血平拮抗2种抑郁大鼠证候演变规律及其生物学基础[J].北京中医药大学学报,2014,37(1):27-32.

[17] 毕颖斐,王贤良,赵志强,等.冠心病现代中医证候特征的临床流行病学调查[J].中医杂志,2017,58(23):2013-2019.

[18] 王娟,陈婵,张鹏,等.630例慢性心衰患者中医证候分布规律研究[J].北京中医药大学学报,2013,36(8):567-571.

[19] 祁建国,张燕,张彪,等.缺血性中风不同时期中医证候演变规律分析[J].河南中医,2016,36(1):69-72.

[20] 樊讯,王阶,蒋跃文,等.基于"方证相关"理论对慢性心力衰竭阳虚证大鼠的初步研究及证型探讨[J].中华中医药杂志,2015,30(12):4275-4279.

[21] 林成仁,任建勋,李磊,等.痰瘀同治方对冠心病痰瘀互结证小型猪模型中医证候评分的影响[J].中国中药杂志,2013,38(24):4357-4361.

[22] 孙凯滨,孙蓉.肝郁气滞型急性胰腺炎病证结合大鼠模型建立的研究[J].中国中药杂志,2020,45(23):5732-5737.

[23] 于春月,李依聪,苏泽琦,等. MNNG 负荷多因素致大鼠慢性萎缩性胃炎中医病证结合动物模型研究进展[J].中华中医药杂志,2020,35(1):292-296.

[24] 律英华,刘维.《伤寒论》体质观探析[J].河南中医,2019,39(7):977-980.

[25] 李晓晨.《伤寒论》中体质学说[J].实用中医内科杂志2014,28(5):6-7.

[26] 王晓忠,王燕,马丽,等.基于因子分析的新疆地区不同民族代谢综合征证候类型特点研究[J].中华中医药杂志,2014,29(6):1987-1990.

[27] 潘志强,方肇勤,卢文丽,等.不同品系 H22 肝癌小鼠证候特征的比较研究[J].上海中医药大学学报,2011,5(1):56-59.

[28] 孙帅玲,谢雁鸣,张寅,等.缺血性中风病患者体质、证候与 MMP-9,IL-6,MTHFR 基因多态性的相关性研究[J].中国中药杂志,2017,42(18):3602-3612.

[29] 吴俊:症状性椎基底动脉粥样硬化性狭窄患者危险因素、中医体质及证候要素分析[D].武汉:湖北中医药大学,2019.

[30] 陈光艳.缺血性脑卒中患者中医体质、中医证候类型、5-HT、NE 与脑卒中后抑郁发病的关系研究[D].济南:山东中医药大学,2014.

[31] 田松,赵丽娟,梁晓葳,等.500 例冠心病患者中医体质分布特点及其与证候的关系[J].中国中医药信息杂志,2011,18(6):21-23.

[32] 邓祥粉.不稳定型心绞痛患者体质类型与辨证分型的相关性研究[D].济南:山东中医药大学,2015.

[33] 孟淑辉.缺血性中风中医证型、体质的特征变化及其与复合终点事件的相关性[D].广州:广州中医药大学,2019.

[34] 谢芳,范晔,郑文凯,等.湿性体质对乙型肝炎慢加急性肝衰竭患者短期预后的影响[J].暨南大学学报(自然科学与医学版),2020,41(4):343-350.

[35] 张乙.中医体质与胃癌术后复发转移及生存质量的相关性研究

［D］.北京：北京中医药大学，2019.

［36］印会河.中医基础理论［M］.上海：上海科学技术出版社，1984：8.

［37］王永炎，张启明，张志斌.证候要素及其靶位的提取［J］.山东中医药大学学报，2006，（1）：6-7.

［38］朱文锋.证、症、征等词的概念与演变［J］.科技术语研究，2003，5（4）：20-21.

［39］郭蕾，王永炎.关于证候概念的诠释［J］.北京中医药大学学报，2003，26（2）：5-9.

［40］张艳，宫丽红，钱新红，等.慢性心衰中医分期分级临床辨证体会［J］.辽宁中医杂志，2010，37（5）：801-802.

［41］蒋梅先.谈谈慢性心力衰竭的中医分期论治［C］//中国中西医结合学会心血管病专业委员会.第七次全国中西医结合心血管学术会议论文汇编.北京：［出版者不详］，2005：2.

［42］朱婉华，张爱红，顾冬梅，等.痛风性关节炎中医证候分布规律探讨［J］.中医杂志，2012，53（19）：1667-1670.

［43］龚燕冰，倪青，高思华，等.2型糖尿病主要生物学指标与中医证候相关性的贝叶斯网络分析［J］.中华中医药杂志，2010，25：31-33.

［44］郭仁真.糖尿病中医证候演变规律研究［D］.北京：中国中医科学院，2005.

［45］申涛，黄晓华，欧亚龙，等.2型糖尿病患者中医辨证分型与胰岛素抵抗的关系［J］.中国中医药科技，2011，18（3）：235.

［46］郭燕周，马建伟，王小雨.脑梗死分期与中医病性证素相关性研究［J］.江苏中医药，2015，47（11）：21-22.

［47］晁俊，甄晓敏，刘绍能.慢性萎缩性胃炎中医证候演变规律研究［J］.北京中医药，2019，38（1）：48-50.

［48］吴凡.基于中医证候演变的缺血性中风复发风险研究［D］.唐山：华北理工大学，2019.

［49］王大忠.中风病证候分布与影响因素关系探讨［J］.医药论坛杂志，2005，（18）：67-68.

［50］丁德经.干燥综合征病机演变规律流行病学调查研究［D］.南京：南京中医药大学，2010.

［51］邓丙戌，姜春燕，王萍，等.银屑病的中医证候分布及演变规律［J］.中医杂志，2006，（10）：770-772.

［52］封继宏，孙增涛，刘恩顺，等.支气管哮喘中医证候演变规律的调查研究［J］.中国中医急症，2011，20（3）：380-382.

［53］赵晨，李戈，思金华，等.基于文献探讨中医证候演变规律研究的设计形式和要素［J］.中华中医药杂志，2016，31（5）：1914-1919.

［54］王一，孙晓龙，王宽宇.胃肠肿瘤术后患者中医证候演变规律［J］.河南中医，2019，39（10）：1475-1478.

［55］赵瑛，王婕，杨明艳，等.糖尿病大鼠中医证候表征的演变［J］.中医药学报，2020，48（3）：11-16.

［56］卢令慧，王景，曹愿，等.冠心病复合高血脂状态病证结合动物模型的建立与评价［J］.中华中医药杂志，2016，31（5）：1816-1821.

［57］郭选贤.正确理解卫气营血辨证需要掌握几个关键词［J］.中医学报，2019，34（2）：227-229.

［58］孟秋菊，吕冠华.急性胰腺炎的病机演变与中医证治思路探析［J］.浙江中西医结合杂志，2014，24（2）：116-118.

［59］许伟明，胡镜清，江丽杰.当代病证结合研究思路和方法进展评析［J］.世界科学技术-中医药现代化，2016，18（5）：769-775.

［60］张明雪，曹洪欣，常艳鹏.冠心病（稳定性心绞痛）证候演变规律研究［J］.中华中医药杂志，2010，25（1）：24-27.

［61］李建生，余学庆，王明航，等.中医治疗慢性阻塞性肺疾病研究的策略与实践［J］.中华中医药杂志，2012，27（6）：1607-1614.

［62］李建生.正虚积损为慢性阻塞性肺疾病的主要病机［J］.中华中医药杂志，2011，26（8）：1710-1713.

［63］吴晏，韩静，黄黎明，等.2型糖尿病病证结合大鼠模型的证候演变与实验室指标变化的相关性［J］.中华中医药杂志，2013，28（9）：2726-2729.

［64］李芳生. 中医阴阳学说的分子基础［J］. 辽宁中医杂志, 1998,（4）: 3-5.

［65］赵玲, 魏海峰, 张丽, 等. 中医痰浊血瘀证候的生物学基础研究［J］. 中华中医药杂志, 2008,（8）: 680-683.

［66］徐远. 中医治疗代谢综合征的思路与方法［J］. 中医杂志, 2003,（4）: 301-302.

［67］石颖. 2 型糖尿病血糖波动与中医证型的相关性研究［D］. 北京: 北京中医药大学, 2012.

［68］孙丹, 李新民, 路岩莉, 等. 小儿支原体肺炎的中医证候演变规律研究进展［J］. 中医儿科杂志, 2019, 15（5）: 94-96.

下　篇　应用研究

第四章　"三因"证候辨识模式

第一节　证候辨识方法的历史变迁

证候是中医学从疾病最初表象开始,随着对客观对象本质认识逐渐深入,最终得出的关于疾病本质最贴切的载体,也是中医学关于人体疾病本质规律认识的最佳语言表达形式。由于证候所反映的客观对象是人的生理、病理活动,是一个极其复杂的对象系统,因此其构成不是单一的,而是多层次的。因此,人类对证候多层次本质的认识,是一个由浅入深、由表及里的过程,也是一个不断深化的"具体 - 抽象 - 具体"的思维过程。中医证候学发展至今,如何准确地辨识证候已成为中医基础理论研究的核心。

准确辨识证候需掌握三个关键点,一是中医单一证候构成要素定性的确定,这是实现证候主观辨识的客观依据;二是中医证候各种可能存在形式的穷尽,这是证候主观辨识与客观存在相吻合的前提;三是要明晰中医辨证过程中的数学逻辑关系,这是提高证候主观辨识准确性的思维基础。解决了这些问题,便可以明确证候主观辨识的客观依据,形成提高证候辨识准确性的重要思维模式,进而为中医证候的辨识共识或标准的建立奠定基础。

中医辨证方法体系形成和发展源远流长,历代医家不断推动着该体系发展和完善。最早在《黄帝内经》《难经》中就记载了丰富的辨证学内容,为后世各种辨证方法的形成奠定了基础。张仲景《伤寒论》创立了"六经辨证",并在《金匮要略》中奠定了"脏腑辨证"的基础,确立了中医辨证论治体系。此后,历代医家陆续创立卫气营血、三焦、病因、气血津液等辨证方法,构建了传统辨证方法体系,使中医学在辨证方面的认识不断丰富和深化。迄今为止,中医传统辨证方法在指导临床实践中仍发挥着重要作用。

一、春秋战国时期

(一)《黄帝内经》奠定了中医辨证论治体系的基础

证候概念源于人类早期的生存实践,春秋战国时期渐露雏形,以《黄帝内经》为代表。《素问·五脏生成》在阐述五脏与五体、五色、五味的正常联系和病理表现后,对辨证大法进行了总结,指出:"诊病之始,五决为纪。欲知其始,先建其母。"《素问·至真要大论》在讨论大自然气候变化规律及其对疾病的影响之后,提出"审察病机,无失气宜",并以病机十九条为例,说明根据证候表现分析判断病因、病位和性质的诊断方法,及在辨证过程中必须重视辨析证候同异的精神,基本概括了临床辨证的原则和方法。以上表明,《黄帝内经》奠定了中医辨证论治体系的基础,高度综合是这一时期辨证论治体系的基本特点。

(二)《黄帝内经》为后世辨证方法的理论起源

1. 病因辨证 黎敬波将病因辨证的含义总结为两点:一是指辨疾病发生的直接病因(病源),即导致疾病发生的最直接因素;二是指辨人体在受到各种因素作用后疾病发生的客观规律或特定趋势,即审证求因。并根据《黄帝内经》中病因的分类,认为中医病因辨证应包括辨外感六淫、内伤七情,以及辨饮食、劳逸、各种损伤。他从病因辨证范围的广泛性、病因辨证的对应性以及病因辨证的系统性和科学性三方面进行了分析。邵学鸿对《黄帝内经》中的热病进行病因辨证,根据不同的症状指出造成外感热证的病因有寒气和虚风、贼风的不同。

2. 五行辨证 戴永生强调《黄帝内经》在阐释人体脏腑功能失调产生病证时,十分重视用五行传变来论述脏腑病机与证候,或循相生规律而病证母子相及,或从相克规律而证候乘侮互见,或特殊"不必治于传",从而确立了脏腑病变五行辨证的雏形。

3. 六经辨证 刘保延认为,《素问·热论》中的辨证系统应该是现有文献中可以见到的最早的较为完整的辨证方法,是一种根据症状来将"热病"分为轻证、重证,并按一定的顺序进行传变的辨证方法。

4. 八纲辨证 《黄帝内经》将阴阳作为辨别疾病的总纲,提出"善诊者,察色按脉,先别阴阳",并以"邪气盛则实,精气夺则虚"为虚实明确了定义。在寒热证候的发病机制上,又言"阳虚则外寒""阴虚则内热"及"阴盛则阳病,阳盛则阴病",由此得出八纲辨证源于《黄帝内经》的结论。

(三)对《难经》辨证方法的研究

近十年来对《难经》辨证方法研究的文献较少。张登本认为《难经》在辨证的时候非常注意脉症合参,只有将脉象变化与症状、脉象与肤色变化、声音、气味等相关资料结合分析,全面考虑疾病,才能对疾病本质做出客观正确的判断。而刘国真以《难经·二十九难》中奇经八脉的病证为依据,参考《灵枢·经脉》篇中的十二经脉,将经络辨证分为十二经辨证、奇经八脉辨证以及经别、经筋、皮部辨证。

二、秦汉时期

(一)《武威汉代医简》对辨证方法的研究

蓝寿梅通过《武威汉代医简》所载的病、证、方、药及药用的范围和具体用法等内容,发现东汉医家依据病所、病因、病机、表里、寒热、虚实以及排泄物的形状等辨证施治,具有较高的科学性和条理性,而这种通过对排泄物进行病症辨证的方法在当时是比较独特的。刘明武指出,《武威汉代医简》最早提出了"瘀""积""瘕"等词,探讨了治"瘀"的具体方药、剂量、制法、用法,由此可见当时已经对血瘀证有所认识。

（二）《伤寒论》开创辨证之法

《伤寒论》是辨证施治的专著,形成于东汉时期。方证对应,比类相附之际,张仲景慎思明辨,将僵化的病证变的灵活,融入辨析证候的理论与思想办法。一书之中,分为主证、兼证、夹杂证、变证四大类。也可分为两类:一是系统辨证类,如用六经模式进行辨证;二是非系统辨证类,如用误治模式辨误治后各种变证,被视为辨证之魂。

1. 首创脏腑经络辨证 王影、黄九、林昌松等医家均认为,《金匮要略》以整体观为指导思想,以脏腑经络学说为理论依据,在此基础上首创了对内伤杂病的脏腑经络辨证方法,而张清苓提出,脏腑经络辨证的显著特点是以脏腑为核心,不受三阴三阳的框架所约束,以五脏功能活动为中心的各组织结构之间关系密切的人体结构模式,早在《黄帝内经》成书时就已确立,所以,当时的脏腑经络辨证仍以脏腑为核心,而不是将脏腑与经脉并重。

2. 发展了六经辨证 《伤寒论》在《素问·热论》六经分证的基础上将外感热病分为太阳、阳明、少阳、太阴、少阴、厥阴六经病证,每一经病证可分为变证与兼证,在各个病证之间又有交叉、重叠,每一经病证又可分为若干"汤证",其基础理论已经不限于经络学说,还结合着邪正、阴阳、脏腑、气血、营卫等理论。目前对《伤寒论》六经辨证方法主要从以下三个角度进行研究:①探讨六经辨证的含义。梁华龙在结合《伤寒论》及相关研究的基础上,明确提出:定因分析、定性分析、定时分析、定量分析、定势分析等因素,从不同侧面反映出六经病的各个方面,此即《伤寒论》六经辨证体系的内涵;《伤寒论》六经辨证体系是既可运用于外感病,又可运用于杂病的辨证体系,是包括了各种辨证方法的辨证体系,这就是《伤寒论》六经辨证体系的外延。②从理论来源研究六经辨证。张尔新强调《伤寒论》六经辨证与《黄帝内经》六气理论密切相关,认为《伤寒论》运用六经经气的特点以及标本中气理论,阐明伤寒六经为病后,不同病症的发病机制,提出六气理论就是伤寒六经辨证的说理工具。梁华龙研究了《伤寒论》六经辨证方法的来源和形成,指出《黄帝内经》的理论雏形奠定了六经辨证方法的基础,两者的结合加之仲景个人思维成果形成了系统的六经理论和六经辨证方法。双安安强调《伤寒论》开辨型与辨势之先河,把辨型与辨势有机地结合起来,创立了六经辨证。③从生理病理的角度研究六经辨证。杨文明从生理病理的角度来研究六经辨证,指出经络的互相衔接和脏腑的互相络属,把人体联系成一个不可分割的整体,构成一个周而复始、如环无端的传注系统。在病理条件下,体表受邪可以通过经络而传入内脏,内脏病变可以通过经络而反映到体表。陈庆平认为六经辨证是根据人体抗病力的强弱、外邪的属性、病势的进、退、缓、急等因素,将外感疾病演变过程中所出现的各种证候进行分析、综合、归纳,从而讨论病变的部位、证候特点、寒热趋向、邪正消长以及立法处方等。此外,王月刚从六经辨证理论的整体性、六经病证具有循环性和六经体系的有序性以及六经辨证理论的动态性来研究《伤寒论》六经辨证的特性。王永梅认为在六经辨证过程中,仲景是按着认症、识病、辨证三步来进行的。运用这三步,是进行辨证论治的基础。谢世平还对脏腑辨证和六经辨证的关系进行了探讨:两者既有各自的确定性,又相互渗透,是对立统一的关系。

3. 完善了汤方辨证　畅达将《伤寒论》中的汤方辨证从汤证渊源、汤证表述、汤方辨证与六经辨证的关系以及汤证辨识方法这四个方面进行了研究,其中在汤证辨证方法中从以下几方面阐述:抓主症,辨病机;辨兼症,识变化;辨误治,识禁忌。而张再良指出汤方辨证虽有便捷的一面,但它也有失于粗疏之处,许多叙证原文过于简略,临床上让人无从下手,在这种情况下,具体方证就不得不用"以方测证"的方法来推演。此外,注重辨证与辨病相结合。《金匮要略》全书共论疾病 308 种,或以辨病为主,或以辨证为主,无不反复诲人用病证相结合的具体辨证方法,以确切掌握其脏腑经络病机。

三、隋唐时期

隋唐时期,产生了大量的医学著作,其中影响较大的有《肘后备急方》《诸病源候论》《千金方》等。这一时期,中医临床医学发展最突出的特点是实践涉及的疾病范围极为广泛,通过对疾病病机及其更复杂的症状表现进行较为系统、全面的论述,提出了除六经辨证以外的脏腑辨证纲领的雏形。《诸病源候论》中举凡内、外、妇、儿、五官、皮肤等科共 67 门,所列病候达1 739 种。

《千金方》对脏腑病的症状表现规律进行了寒、热、虚、实的辨别和概括,明确提出肝实热、胆实热、肝虚寒、胆虚寒等具体的证候名称。虽然这一时期对疾病的种类和临床表现进行了大规模的观察和总结,在数量上有了极大的增长,在寻求疾病临床表现与病因之间关系方面亦取得了极大的进展,但在病机理论方面,仍未取得实质性突破,对证、候和病之间的联系与区别仍未做出明确界定。

四、宋元明清时期

宋元、明清时期是中医学发展史上的一个重要转折时期,主要体现为各派医家根据自己的临证经验体悟,各抒医理,在实践基础上对理论进行探索与完善。这一时期,辨证方法取得了重要的进展,如宋代陈言在《三因极一病证方论》中将病因分为内因、外因、不内外因三类,对后世病因分类产生了重大影响,而且强调"三因辨病,按因施治"。此后,朱震亨、秦昌遇等医家都在其论著中强调辨析和消除病因的重要意义。

清代叶桂根据前人有关营卫气血的论述,结合自己的实践经验,总结外感温病由浅入深或由轻而重的病理过程及其传变规律,创立卫气营血辨证理论。《温热论》曰:"在卫汗之可也,到气才可清气,入营犹可透热转气……入血就恐耗血动血,直须凉血散血……否则前后不循缓急之法,虑其动手便错,反致慌张矣。"叶桂提出,在卫气营血不同阶段治法各异,运用不当则易生他证,至今仍被广泛指导临床。卫气营血辨证的确立,丰富和发展了外感病的辨证论治方法,扩展了外感热病的证候范围,弥补了六经辨证的不足,是对《伤寒论》的发展和必要补充,使温病学逐渐形成比较完整、独立的理论体系。

清代吴瑭总结前人经验,在六经辨证和卫气营血辨证的基础上,结合温病发生、发展的规律及病变累及三焦所属脏腑的不同表现,以上焦、中焦、下焦为纲,以温病病名为目,创立了三焦辨证。三焦辨证体现了三焦所属脏腑的病理变化,除了广泛运用于温病的辨证之外,对内伤杂病也有一定的指导意义。三焦辨证的创立,使温病辨证在前人基础上有了进一步的发展。

五、中医辨证方法体系的现代发展

中医传统辨证方法从不同角度总结了证候的演变规律,为指导临床实践做出了重要贡献,但随着现代科学技术手段的迅速发展以及中医理论的不断完善,其在临床应用中的不足之处也日益凸显。因此,现代医家对中医辨证体系进行了更深入的研究,在传统辨证方法的基础上创新发展了诸多新的辨证方法体系,如证素辨证、微观辨证、方证辨证、汤方辨证、病机辨证、病证结合等,进一步丰富和完善了中医辨证体系。

证素是根据证候而辨识的病变本质。证素的相关概念早在《黄帝内经》中就有所体现,为辨证学的发展奠定了理论基础。《素问·至真要大论》载有"病机十九条",其中包含病位证素 7 条和病性要素 12 条。病位证素主要有五脏及上、下病位的 7 条。病性证素主要有火者 1 条、热者 4 条,风、寒、湿者各 1 条。近代医家对证素也进行了总结、归纳与研究。欧阳琦将辨证内容分为三型 21 项,在《证治概要》中指出疾病的发病可归为 3 类,为五气为病、脏腑主病、邪留发病 3 类。黄炳山提出中医内伤性疾病以虚实为辨证的核心。张震将证候归为核心证候、基础证候、病位证候 3 类。成肇智将病邪归纳为 14 种：风、燥、结石、积食、湿、淤血、水、滞气、燥屎、热、虫、寒、痰、毒；特殊者为燥屎与结石。朱文峰教授全面收集、规范 700 个证候，选取 53 项通用证素，由证素组成 200 个常见证，研制出证候辨证量表，形成复杂的三阶双网结构，构建完整的证素辨证体系，指导临床，丰富了中医学证候辨识研究。

　　近年来，临床兴起"病证结合辨证"的新模式，整合了八纲、脏腑、六经辨证等实质内容，揭示了辨证的普遍规律、实质与特点，为灵活复杂的辨证方法找到了执简驭繁的要领，更符合临床辨证的实际，临床便于操作，能灵活地辨别处理各种临床证候，克服了以往古今诸法混用，概念欠确切，内容不完整，甚至相互矛盾、错杂的弊端，充分体现了中医学的科学性，是对中医发展具有重大意义的辨证新体系。对于提高中医诊疗水平，加速中医临床人才培养，推动中医药现代和国际化进程，均具有重要意义；对于证的相关领域研究、中药新药开发、临床诊疗方案的制定等方面，提供了充分的理论依据。病证结合辨证体系的引入，不仅使中医诊断变得客观、规范、标准，而且可以实现中医的精准化诊断及治疗，与现代检验指标相结合，应用现代数理统计方法对其进行挖掘研究，探索其分布规律并发现隐含规律，进一步指导临床治疗，提高临床疗效。病证结合辨证方法的提出到现在，不到 20 年的时间，不仅被人们认可和接受，而且广泛应用于文献研究、名老中医经验研究、多种疾病临床研究等领域。现代医学和生命科学的发展，为从新的视角深入阐释中医证候的形成提供了支撑。现代证候辨证体系不仅是对原有各种辨证方法的高度概括和总结，而且摆脱了原有辨证法受古代哲学思想的拘囿与束缚，不仅很好地体现了中医辨证论治的精髓，还有利于对其进行规范和统一。与此同时，应用现代数理统计方法加以研究，能够更加深入地挖掘并探寻病、证、治之间内在的联系和规律。

第二节 新"三因"证候辨识模式的临床应用

以"三因"理论为指导,综合证候形成的要素可知,证候所体现的特性不仅与致病因素的性质、强弱有关,也与患者个体遗传体质有关,更与疾病的动态演变规律有关。其中,致病因素不仅决定了疾病的性质、病变的部位、疾病的程度等,也决定了其自身的传变规律和发展趋势。遗传体质决定了特定个体在疾病过程中的耐受性、易感性、倾向性。致病因素和遗传体质的共同作用,体现为患者在感受致病因素后,呈现出的既有疾病共性、又有患者个体化特征的证候,而这些特征又随着疾病的发展和转归,表现为不同的证候演变规律。

因此,中医临床辨证论治过程中应该重视"辨致病因素""辨遗传体质""辨疾病发展阶段"三维一体的证候"三因"辨识模式,即明确疾病发生、发展、转归中的致病因素对人体的综合作用,重视生命个体遗传体质的差异性,掌握疾病整体过程中的证候复杂性、阶段性、连续性的动态演变规律。以临床常见的慢性非传染性疾病(心血管疾病)、传染病(新型冠状病毒感染)及代谢性疾病(糖尿病)为例,从"致病因素""遗传体质"及"疾病发展阶段"三个角度综合分析,全面呈现"三因"证候辨识模式的临床应用与实践。

一、心血管疾病

心血管疾病已成为全球第一大死因。随着我国人民生活方式的转变和人口老龄化进程,心血管疾病对国民健康的危害日益显现,发病率和死亡率逐年上升。估计我国心血管病现患人数 2.3 亿,相当于每 10 个成年人中有 2 人患心血管病,每年死于心血管病者约 300 万人,相当于每小时有 340 人死于心血管病,心血管病已成为我国居民的首位死因。近 30 年来,我国心血管病的疾病谱已发生了显著的改变,风湿性心脏病比重下降,缺血性心脏病比重上升,近 10 年来这种变化趋势更加显著。

（一）致病因素

高血压是心脑血管疾病最主要和最常见的危险因素，由于长期血压控制不良，导致靶器官功能受损而使患者死于心力衰竭、肾衰竭或脑卒中等。目前，我国高血压的知晓率、治疗率和控制率仍较低，防控任务艰巨。随着生活水平提高，近30年来我国风心病发病率和死亡率逐渐下降，然而其带给人民健康的危害和经济负担仍然巨大。主动脉夹层和感染性心内膜炎在心血管疾病中的构成比虽然很低，但其病死率高。不同病因引起的心血管疾病证候分布亦有不同，应结合具体情况，辨证施治，从而提高心血管疾病的临床疗效。

（二）遗传体质

遗传体质因素是心血管疾病的重要辨证因素。有研究通过对1 456例心血管病高危人群中医体质辨识发现，各种体质类型出现的频数依次为：湿热质＞平和质＞阳虚质＞痰湿质＞血瘀质＞阴虚质＞气虚质＞气郁质＞特禀质；各中医体质肥胖指数及颈动脉内膜中层厚度（IMT）均值均高于正常值，湿热质IMT均值最高，其次为血瘀质＞痰湿质＞阳虚质＞平和质＞气虚质＞阴虚质。现代社会下，人们不良饮食习惯较多，嗜食肥甘厚味，易生痰湿，痰湿郁久而化热，加之竞争激烈、压力大，情志不遂，致使湿热体质增多。而阳虚质病例较多可能与高危人群中老年患者偏多、老年人阳气日衰有关。中医体质与心血管病危险因素存在一定的相关性，对于偏颇体质的心血管高危人群，应结合心血管危险因素防控，有针对性地进行干预与管理，改善偏颇体质，可以有效降低心血管疾病的发病率，也可以防止其并发症的发生。

（三）疾病发展阶段

各种心脏结构或功能性疾病均可导致心室充盈和／或射血功能受损，心排血量不能满足机体组织代谢需要，最终以肺循环和／或体循环淤血，器官、组织血液灌注不足，导致心力衰竭。心力衰竭也是大多数临床心血管疾病进展的终末结局。根据心力衰竭发生的缓急,临床可分为急性心力衰竭和慢性心力衰竭,其中急性心力衰竭常危及生命,必须紧急抢救。根据不同病理机制和发作时间,急性心力衰竭可分为新发生的急性心力衰竭、急性失代偿性心力衰竭和晚期或终末期心力衰竭。心力衰竭的病因病机方面,多数学者认为气虚为其基本证候,贯穿心力衰竭病程始终,阳虚常见于危重阶段或心力衰竭晚期,常兼阴虚。慢性心力衰竭在临床上可分为稳定期与急性失代偿期。赵志强等指出慢性心力衰竭急性失代偿期最基本的中医证候是气虚血瘀兼水饮或痰浊,病位要素以心肾为主,可涉及肝、脾。NYHA心功能分级是评估心力衰竭患者严重程度的重要指标。段文慧等通过对160例慢性心力衰竭病例研究认为,气阴两虚、心血瘀阻证是心功能Ⅱ级的主要证候,心功能Ⅲ级的患者以气虚血瘀水停为主,而心功能Ⅳ级的患者则以心肾阳虚血瘀水停证为主。此外,对慢性心力衰竭急性失代偿期患者心功能分级的构成比差异以及中医证候在心功能分级中的权重系数说明,心功能Ⅱ级主要为气虚证,少部分为阴虚证,其次心功能Ⅱ~Ⅲ级是气阴两虚证,可伴有血瘀,随着病情的加重,到心功能Ⅲ~Ⅳ级,可发展为心肾阳虚,阴阳两虚,心阳气虚,水饮内停,痰饮阻肺等证候。由此可以看出,心力衰竭的不同阶段存在不同的证候,而明确某一阶段的证候,对指导临床治疗和基础研究具有重要意义。

二、新型冠状病毒感染

2020年初,新型冠状病毒感染疫情在全球暴发。国家积极组织疫情防控,发布了一系列诊疗方案(简称"国家《方案》")。各省、自治区、直辖市在参考"国家《方案》"的基础上,根据"三因制宜"原则,相继发布了各地方的防治方案。其中系列中医诊疗方案对指导新型冠状病毒感染临床诊治发挥重要作用,为中医药的早介入、全方位、全过程干预提供重要保证。

（一）致病因素

新型冠状病毒感染（COVID-19）属中医"疫病"范畴,在国内外广泛传播。《中医疫病学》中指出,疫病是一类传染性极强,可造成大面积流行,起病急,危害大,不论性别和年龄,其临床表现相似的疾病总称。因此,新型冠状病毒感染当属于中医"疫"范畴,第三、四、五、六版诊疗方案对此认识相同,关于"疫"病,早在《素问·刺法论》即有"五疫之至,皆相染易,无问大小,病状相似"的论述,表明古代医家已经有了传染病的认识,同时指出了其人群普遍易感、病状相似的特点,并称之为"疫"。"疫"属中医温病学的一种,清代吴瑭在《温病条辨》中云:"温病者,有风温,有温热,有温疫,有温毒,有暑温,有湿温,有秋燥,有冬温,有温疟",提出疫病根据发病特点的不同,又有其细化病名,结合武汉地区湿气较重的气候特点,及新型冠状病毒感染患者舌体偏胖大,有齿痕,苔厚腻苔甚至腐苔的表现,不少医家认为新型冠状病毒感染应归于"湿毒疫"范畴。

在我国各版新型冠状病毒感染的中医治疗方案中,疾病早期均以芳香化湿和散寒祛风为主要治法,且获得较好临床疗效,可阻断疾病进展,这些都说明寒湿疫毒是本病中医病因。但部分患者发病时即表现为但热无寒的典型温病之象,且部分患者疾病进展迅速,一开始即出现湿郁化热症状,则需按照温病的思路治疗。因此,新型冠状病毒感染中医病因为寒湿疫毒为主,同时需要因时、因人、因地制宜,审证求因。

（二）遗传体质

在新型冠状病毒感染中,由于个体体质差异,可造成病毒清除慢、少量留存、持续存在、间歇排毒。中医体质学认为,通过调整人体的偏颇体质,改变病毒生存的环境,可减少疾病的发生及恶化。前期流行病学调查研究显示,痰湿体质和气虚体质是此次新型冠状病毒感染的危险体质,分别占 50.0% 与 41.7%。湿土之气同类相召,疫疠之邪携湿引动内湿,内外合邪而发病;

气虚卫外不固,易受邪犯。对于此次新型冠状病毒感染来说,到后期往往存在阴伤的证候,需注意滋阴调体。湿邪久羁,易损伤清阳,加之抗生素的使用,或可损伤机体阳气,需注意温阳调体。所以在新型冠状病毒感染的恢复期内依据体质特征加用调体方,调整偏颇体质,从根本上改变易患易变的体质基础,有助于有效地防治复阳。

（三）疾病发展阶段

疾病不同阶段的证候分布亦有不同,加以区别可以极大地提高新型冠状病毒感染的临床疗效。例如,有研究通过对45例新型冠状病毒感染患者入院时、入院后3天及入院后7天的中医证候分析,结果提示在入院时患者症状大多以发热、咳嗽、咯痰、乏力为主,舌象以舌淡苔白腻为主,提示疾病初期中医辨证主要为邪犯肺卫,而随着病程的迅速发展以及气候的影响下,入院3天后,患者的症状大多以咳嗽、咯痰、胸闷、气紧为主,舌象仍以舌淡苔白腻为主,考虑此时的主要辨证为湿邪阻肺。而入院7天后,患者主要症状再次发生改变,逐渐表现为咳嗽、咯痰、口干、口苦、食欲不振为主,舌象仍以舌淡苔白腻为主,提示疾病的中医辨证规律变化为邪犯少阳、湿邪中阻为主。因此治疗方案也需要根据疾病的发生发展规律来进行调整和变化,注重辨证论治,重视中医天人相应的原则来进行综合辨病辨证。

三、2型糖尿病

糖尿病是由遗传因素、环境因素和行为因素等多种致病因素导致的以血糖升高为主要标志的内分泌代谢性疾病,其致病因素已经得到国内外专家共识。随着我国经济的快速发展,人们的饮食结构及生活方式发生很大变化,糖尿病人数剧增。2型糖尿病,属祖国医学"消渴"范畴,病变脏腑主要涉及肺、脾、肾三脏。过去认为病机主要在于阴津亏损,燥热偏盛,瘀血为患,辨证论治较为繁琐。纵览历代医家多从上、中、下三消论治,以阴虚为本,燥热为标入手。

（一）致病因素

国内外关于糖尿病前期危险因素的研究也不少，但研究结果不尽相同，且缺乏对已发表有关糖尿病前期影响因素文献的系统研究。Bagheri 等通过两种饮食模式对比发现不健康的饮食模式增加了糖尿病前期风险。Zheng 等综合分析各指标，显示甘油三酯葡萄糖指数、腰围与糖尿病前期患病率相关度较高。也有研究显示睡眠障碍、性激素分泌紊乱等和糖尿病前期的发生有关。中医学将糖尿病归于"消渴"范畴，一般认为病因病机是阴虚为本，燥热为标，不过对于本病根源于何脏，发展于何脏，一直存在争议。近年来众医家对消渴病的研究，病因主要是禀赋不足、劳欲过度、情志不畅、饮食不节以及毒邪等，并且以肾气血津液耗伤、脾气虚损、肝失疏泄、痰瘀内阻及毒邪内蕴为主要病机，提出从肾、脾、肝以及痰、瘀、浊毒等方面来认识消渴病。

（二）遗传体质

从患者体质方面来看，气虚、阳虚等体质均属于糖尿病常见体质，分析其原因可能与生活节奏较快、生活压力较大等因素密切相关。临床既往多采取精细化健康管理，其中包括定期监测体重、血糖、血脂等指标水平，指导用药，制定合理饮食及生活习惯等。虽然取得一定应用价值，但效果并不理想，若能够在此基础上联合中医体质辨识，给予针对性指导，可进一步提升管理效果。在遗传基因层面，目前和 2 型糖尿病关联较为明确的基因包括 *PPARG*、*KCNJ11*、*CDKAL1*、*CDKN2A/B*、*IDE-KIF11-HHEX*、*IGF2BP2*、*SLC30A8*、*HNF1B*、*DUSP9*、*ZFAND3*、*FTO* 和 *TCF7L2* 等。最新的全基因组关联研究（genome-wide association studies，GWAS）发现了超过 400 个与 2 型糖尿病相关联的遗传位点，可解释约 18% 的糖尿病发病风险。

（三）疾病发展阶段

临床认为糖尿病是因五脏禀赋脆弱，复加情志失调、饮食不节等诱因导致的脏腑阴虚燥热,气阴两虚,津液输布失常的一种疾病。临床以口渴多饮、消谷善饥、小便量多、尿有甜味、疲乏无力或消瘦为典型症状。后期气阴俱伤、络脉瘀阻,晚期气血阴阳俱虚,痰瘀互阻,多脏受伤。本病患者以中老年人居多,病情严重者可并发心痛、眩晕、中风、麻木、痈疽等病症。例如吕仁和教授参阅《黄帝内经》论述,结合临床,将消渴分成三个时期,早期称为"脾瘅",类似糖尿病前期,实验室检查可见糖耐量减低,空腹血糖升高等;中期称为"消渴",类似糖尿病发病期;后期称为"消瘅",即糖尿病并发症期,在临床干预过程中取得了较好的疗效。

参 考 文 献

［1］黎敬波.略论证候的多重性含义及研究方法［J］.浙江中医学院学报,2002,(4):6-7.

［2］邵学鸿.《内经》热病初探［J］.江苏中医药,2003,(8):8-9.

［3］戴永生.五行辨证概说(2)［J］.辽宁中医学院学报,2002,(3):217-218.

［4］刘保延,张志斌.古代辨证方法的研究思路探讨［J］.中国中医基础医学杂志,2004,(5):5-11.

［5］张登本.《难经》研究述要(续一)［J］.陕西中医函授,2000,(5):1-5.

［6］刘国真.经络辨证与针灸临床［J］.山东中医杂志,1999,(8):341-342.

［7］蓝寿梅.《武威汉代医简》的辨证论治［J］.中华医史杂志,1997,(4):57-58.

［8］刘明武.中医活血化瘀理论溯源［J］.辽宁中医杂志,1998,(11):16-17.

［9］王影.浅谈《金匮要略》脏腑经络辨证特点及辨证观点［J］.四川中医,2001,(9):11-12.

[10] 黄九.谈《金匮要略》的辨证论治精神[J].黑龙江中医药,2001,（4）:3-4.

[11] 林昌松.《金匮要略》在杂病辨证中的特点[J].长春中医学院学报,2001,（1）:1-3.

[12] 张清苓.论《金匮要略》基本学术思想及辨病与辨证——从《脏腑经络先后病脉证第一》谈起[J].北京中医药大学学报,1998,（4）:7-10.

[13] 梁华龙,田瑞曼.《伤寒论》六经及六经辨证来源[J].河南中医学院学报,2003,（1）:7-9.

[14] 张尔新.《伤寒论》六经辨证与六气理论的关系[J].甘肃中医,1997,（4）:7-8.

[15] 双安安.试谈《伤寒论》辨证论治中的辨型与辨势[J].贵阳中医学院学报,1995,（2）:1-2.

[16] 杨淑芳,杨文明.伤寒六经辨证初探[J].中医研究,2002,（5）:8-9.

[17] 徐蒙,陈庆平.六经辨证[J].中国乡村医药,2001,（3）:7-8.

[18] 王月刚,孙祝华.《伤寒论》六经辨证的特性[J].国医论坛,2003,（5）:1-2.

[19] 范春香,王永梅.试论仲景三步辨证论治法[J].河北中医,2005,（2）:159-160.

[20] 谢世平.《伤寒杂病论》的辨证思维[J].国医论坛,1997,（5）:4-5.

[21] 畅达.汤方辨证及其临床思维[J].山西中医,2011,27（9）:1-4.

[22] 张再良,程磐基.谈仲景的辨病与辨证[J].上海中医药大学学报,2002,（3）:6-8.

[23] 张志斌,王永炎.辨证方法新体系的建立[J].北京中医药大学学报,2005,28（1）:1-3.

[24] 欧阳琦.中医病证症三联诊疗[M].北京:人民卫生出版社,1998:79-81.

[25] 黄柄山.中医内伤性疾病辨证规律初探——关于统一内伤性疾病辨证方法的雏议[J].中医药学报,1982,（1）:6-10.

［26］张震.证候探微［J］.北京中医学院学报,1984,7(5):2-7.

［27］成肇智.病因和病邪新探［J］.湖北中医杂志,1987,(6):41-45.

［28］朱文锋,何清湖.现代中医临床诊断学［M］.北京:人民卫生出版社,
2003:323.

［29］黄碧群,曲超,向岁,等.中医证素辨证研究概况［J］.湖南中医药大
学学报,2013,33(1):24-31.

［30］MATHERS C D, BOERMA T, MA FAT D. Global and regional causes of
death［J/OL］. Br Med Bull, 2009, 92(1):7-32(2009-09-22)［2022-
06-25］. https://doi.org/10.1093/bmb/ldp028.DOI:10.1093/bmb/ldp028.

［31］王文,朱曼璐,王拥军,等.心血管病已成为我国重要的公共卫生问
题——《中国心血管病报告2011》概要［J］.中国循环杂志,2012,
27(6):409-411.

［32］高长斌,张桂华,陈辉等.10种心脏病不同年代构成分析［J］.吉林
大学学报(医学版),2003,29(4):491-492,494.

［33］刘力生.中国高血压防治指南2010［J］.中华高血压杂志,2011,19
(8):701-743.

［34］王椿野,赵振武,李新龙,等.基于现代文献的动脉粥样硬化中医病
机研究［J］.环球中医药,2013,6(2):92-95.

［35］程全周,陈爱莲,赵振凯.心血管病高危人群中医体质特点及与
BMI、IMT的相关性分析［J］.中西医结合心脑血管病杂志,2020,18
(9):1406-1408.

［36］周标.浙江省老年人群生命质量及个性化健康干预模式的评价
［D］.杭州:浙江大学,2011.

［37］杨伟莲.社区原发性高血压病人中医体质学调查与干预措施的研究
［D］.杭州:浙江中医药大学,2013.

［38］赵志强,毛静远,王贤良,等.慢性心力衰竭急性加重期中医证候特
征的多中心调查分析［J］.中医杂志,2013,54(12):1038-1042.

［39］段文慧,郑思道,苗阳,等.慢性心力衰竭中医证型与心功能关系探
讨［J］.中西医结合心脑血管病杂志,2010,8(5):511-513.

［40］邱模炎,高杰东,黄福开.中医疫病学［M］.北京:中国中医药出版社,2004:19.

［41］王冰.黄帝内经素问［M］.南宁:广西科学技术出版社,2016:175.

［42］吴瑭.温病条辨［M］.宋咏梅,藏守虎,张永臣点校.北京:中国中医药出版社,2006:17,88.

［43］苗青,丛晓东,王冰,等.新型冠状病毒肺炎的中医认识与思考［J］.中医杂志,2020,61（4）:286-288.

［44］王玉光,齐文升,马家驹,等.新型冠状病毒肺炎中医临床特征与辨证治疗初探［J］.中医杂志,2020,61（4）:281-285.

［45］喻灿,李旭成,王凌,等.608例门诊和急诊新型冠状病毒肺炎患者中医临床回顾性分析［J］.中医杂志,2020,61（18）:1570-1572.

［46］国家卫生健康委办公厅 国家中医药管理局办公室.新型冠状病毒感染的肺炎诊疗方案（试行第五版）［EB/OL］.（2020-02-04）［2020-02-05］.http://www.nhc.gov.cn/yzygj/s7653p/202002/3b09b894ac-9b4204a79db5b8912d4440.shtml.

［47］杨家耀,苏文,乔杰,等.90例普通型新型冠状病毒肺炎患者中医证候与体质分析［J］.中医杂志,2020,61（8）:645-649.

［48］张璐,余德海,党思捷,等.浅谈新型冠状病毒肺炎的中医辨证分析［J］.天津中医药,2021,38（3）:301-304.

［49］BAGHERI F, SIASSI F, KOOHDANI F, et al. Healthy and unhealthy dietary patterns are related to pre-diabetes: a case-control study［J］. *Br J Nutr*, 2016, 116（5）: 874-881.

［50］ZHENG S, SHI S, REN X, et al. Triglyceride glucose-waist circumference, a novel and effective predictor of diabetes in first-degree relatives of type 2 diabetes patients: cross-sectional and prospective cohort study［J］. *J Transl Med*, 2016, 14（1）: 260.

［51］KOWALL B, LEHNICH A T, STRUCKSBERG K H, et al. Associations among sleep disturbances, nocturnal sleep duration, daytime napping, and incident prediabetes and type 2 diabetes: the Heinz Nixdorf Recall

Study [J]. *Sleep Med*, 2016, 21: 35-41.

[52] HO C H, YU H J, WANG C Y, et al. Prediabetes is associated with an increased risk of testosterone deficiency, independent of obesity and metabolic syndrome [J/OL]. PLoS One, 2013, 8 (9): e74173 (2013-09-12) [2022-06-28]. https://doi.org/10.1371/journal.pone.0074173. DOI: 10.1371/journal.pone.0074173.

[53] 周昌明,江萍,朱吉,等.中医体质辨识对社区居民慢性病防控的意义[J].复旦学报(医学版),2016,43(06):681-685.

[54] 陈兆鑫,黄伟旋.社区2型糖尿病管理中应用中医体质辨识干预的临床价值[J].中医临床研究,2018,10(10):123-125.

[55] HU C, JIA W. Diabetes in China: epidemiology and genetic risk factors and their clinical utility in personalized medication [J]. *Diabetes*, 2018; 67 (1): 3-11.

[56] MAHAJAN A, TALIUN D, THURNER M, et al. Fine-mapping type 2 diabetes loci to single-variant resolution using high-density imputation and islet-specific epigenome maps [J]. *Nat Genet*, 2018, 50 (11): 1505-1513.

[57] 闫铮,曹云松,高菁.中医分期论治糖尿病的临床经验[J].慢性病学杂志,2018,19(12):1779-1781.

第五章 "三维"病证结合动物模型的构建与评价

第一节 病证结合动物模型研究的现状与意义

"辨证论治"是中医治病的优势,也是中医取得疗效的关键所在。而证候是辨证的前提与基础,也是中医药研究的核心命题,证候动物模型则必然成为中医现代化的重要载体。证候动物模型的研制成为开展中医病因学、病机学研究,探讨证候形成机制、证候演变规律的必要条件,同时也是评价中药方剂的疗效、阐明中药方剂疗效机制、创新中医理论的重要工具。

目前中医证候模型从造模方式上主要有3类:西医疾病病理模型、中医病因模型及病证结合模型。①西医疾病病理模型:客观性较强,可较好地应用指标、数据、组织检测,体现疾病的病理改变,模型的建立方法也较为成熟;但直接认定为某证候的模型与中医证候特征不符。②中医病因模型:中医病因可操作性差,且存在一因多证,多因一证的问题;因此,仿中医病因制作的证候模型重复性和操作性较差。③病证结合模型:将西医的"病"与中医的"证"相结合,该模型既具有西医"病"的特点,可靠性及稳定性比较高;又有中医"证"的特征,可以体现中医证候的动态性和阶段性特点,符合现代中医临床辨证的实际,病证结合动物模型目前已成为中医证候模型研究的热点。

病证结合的治疗观念最早可追溯至《五十二病方》《黄帝内经》《伤寒论》等中医古籍著作,属于"同病异治"。该疗法主张将辨病与辨证相结合,同一疾病,但属不同的证型,论治当使用不同方药。《金匮要略》提倡"辨病脉证并治",是病证结合治疗观的典型代表。病证结合研究对中医药发展做出了突出贡献，是中西医结合的最好方式，也是中医学现代化发展的必然趋势，当代病证结合治疗理念更是中医药继承和创新的产物。

病证结合研究的主要任务包括制定特定疾病的辨证标准，对疾病进行辨证分型、分期及研究其基本病机，以及研究证的本质。而病证结合动物模型是证本质研究的重要手段和方法，有助于将中医药临床与基础研究紧密结合。病证结合动物模型既符合中医理论，又遵循西医疾病发展规律，在当代中医药研究中占据优势地位。

病证结合动物模型的建立方法仍处于摸索阶段，此模型既有西医疾病的特点又有中医证候的特点，是适合中医药研究的技术平台，许多学者对其进行了多年的探索实践。总结近年来中医病证结合动物模型的制备方法和思路，可以归纳为以下几种：①采用经典常用的西医疾病模型制备方法，不施加其他任何的附加干预因素，采集在疾病模型建立过程中或建成后疾病动物模型的宏观表征及微观指标，判别疾病模型是否具备疾病临床证候特点，即观察疾病在形成过程中以及疾病模型成立后的中医证候的演变规律；②通过对自发性疾病动物模型宏观表征的观察，判别其中医证候属性；③在制备动物疾病模型的基础上，采用单个因素或多个因素叠加的干预方法（如情志刺激、饮食、运动、药物灌服及手术等），使疾病动物模型出现类似中医证候的临床表现，采用方药反证法对模型动物的证候属性进行判别。

病证结合动物模型，是目前相对完善、成熟，能体现"病"和"证"的模型，是两者的纽带。这种动物模型以西医的"辨病"为基础，加以中医"辨证"的模型。既体现了西医疾病的客观稳定性，又具有中医证候的动态性。是中医宏观整体理论与西医微观局部思维的结合，能够深入地观察西医病理变化与中医证候演变的联系，已经成为当前研究疾病发生发展机制以及中药药效药理、物质基础的重要工具。

为实现基础实验对临床研究的高度模拟性和重现性，综合考虑临床重大疾病的复杂特性,多种疾病的病证结合动物模型的制备方法已经逐渐倾向于多种因素复合造模。大量的研究发现,临床疾病不仅仅是单一因素导致,往往是两种或者两种以上的因素先后或者同时存在。临床患者多同时患有多种疾病,且疾病互相影响,互相推动病理变化,如冠心病心肌缺血的病因有高血脂、高血糖、高血压等,中医病因有气虚、血瘀、气阴两虚等,这些因素往往会同时或先后存在,又如冠心病患者多伴有高血压、糖尿病等等形成复合疾病。考虑到临床疾病的复杂性,为了能更接近、更综合模拟临床疾病,出现了多因素、多疾病的复合疾病病证结合动物模型,以期尽可能全面地模拟临床特征。

然而这种方法亦有其一定的局限性:首先,对模型动物表征信息的采集和评价缺乏规范和统一的标准。其次,对疾病模型直接进行证候的推定,缺乏对证候属性的判别,不符合中医临床辨证实际。再者,由于对中医病因内涵的认识存在差异,可操作性差,不同动物种属、品系、体质对同一致病因素反应有差异,存在一因多证、一证多因的问题,故同一病因可能形成不同证候动物模型。最后,疾病叠加中医病因形成的证候动物模型,割裂了证候与疾病的内在联系,否定了证候是疾病发生发展不同阶段的病理生理概括的基本理论,与临床实际不符。我们认为,动物的证候还是应该通过动态观察来确立,同时要实现人的证候临床诊断标准与动物的证候诊断标准等效转换,这样得到的证候才是准确且最贴近临床实际的。由此,如何建立稳定、可靠的中医病证结合动物模型是深化中医药研究的基石。公认的病证结合动物模型的缺乏是制约中医现代化的重大瓶颈问题。

第二节　"三维"病证结合动物模型构建与评价的思路与方法

基于相同疾病可因不同的致病因素、不同的遗传体质和疾病发展的不同阶段而表现出不同证候这一认识,为解决病证结合动物模型目前缺乏连续动态的观察及对宏观表征的客观化描述,明确证候判别标准及证候的稳定性、可靠性,建立模型动物表征信息的采集及证候的评价客观规范等一系列问题,我们首次提出了病证结合动物模型的"三维"制备与评价方法。

病和证是不可切割的有机组合,是对同一事物不同视角的映像。因此,病证结合动物模型的构建不应只是简单的证候造模因素叠加疾病造模因素的模式,应从证候形成的"三因"角度切入,即通过从不同的造模方法(致病因素)、不同种属的动物或不同动物个体(遗传体质)、同一疾病的不同阶段(疾病发展阶段)三个维度,通过动态、全面的信息采集,参考临床病证结合的证候诊断标准,以"宏观表征组合、微观生物学指标特征组合和方剂反证相结合"的三维证候评价方法,筛选最优的病证结合动物模型制备方法。这种病证结合动物模型的制备方法,我们称之为"三维"病证结合动物模型制备方法,具体见图5-1。

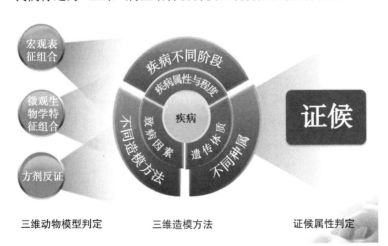

图5-1　"三维"病证结合的动物模型的构建与评价

具体思路如下:

(1)综合采用文本挖掘技术和专家论证,扩展宏观表征条目池,制定客观规范的观察量表。

（2）优化提升临床宏观表征与微观指标特征组合模式的准确性和特异性,利用数据挖掘方法,等效转化为动物观察指标。

（3）以多因素、多种属动态观察,最大程度模拟临床致病因素与体质差异,完善与补充三维病证结合动物模型制备体系。

（4）最终在宏观表征、生物学指标和药物反证等三个维度,制定病证结合动物模型的制备与评价操作规范,为进一步的证候生物学基础研究、临床前中药疗效评价提供客观可靠的工具。

以冠心病（心肌缺血）气虚血瘀证为范例,制定病证结合动物模型的制备与评价操作规范。具体方法如下:

（1）应用熵聚类分析法和有监督方法,经 500 例冠心病心力衰竭患者四诊信息分析,形成主要证候要素四诊信息诊断规范草案。

（2）基于 t-test Adaboost 算法对冠心病气虚血瘀证生物学指标进行关联分析,构建了由总胆固醇（CHO）、低密度脂蛋白（LDL）等 5 个指标为特征的气虚证特征模式。

（3）以文本挖掘为方法,将冠心病常见证候的 107 个四诊信息与 Human Phenotype Oncology 表征组学数据库比对,发现了 23 个共同的表征。

（4）应用 Co-currence 文献挖掘技术构建表征 - 生物学指标关联,进行冠心病气虚血瘀证、气滞血瘀证表征 -NEI（NEI 即神经 - 免疫 - 内分泌网络）指标关联挖掘,并通过临床采集病例验证 NEI 网络指标。

（5）应用临床转化后的宏观表征和微观指标组合进行模型评价。中医以辨证论治为本,疾病的诊断中需要四诊合参,因此在评价中应加入相关的宏观表征量表,找到可替代临床证候的动物表征,如活动度、毛色、爪、呼吸、精神状态等。证是对某一阶段疾病的症状概括,对应着时间段,而非时间点,因此通过直接观察疾病动物模型,根据目前现有的中西医病证理论,制作疾病证候量表,然后选择适当的实验方法,尽可能地将量表信息转化为客观实验数据,最后将实验数据综合反映出的动物模型的宏观表征归纳为中医证候,以试图判定疾病发展过程中某一阶段的证候。通过长时间持续动态观察,分析得到疾病证候的动态演变规律,以找到稳定的证候时间窗为目标,反映与临床疾病病理变化过程中证候的阶段性动态改变。证是辨证论治的基础与核心,稳定的疾病模型证候时间窗更符合中医学观念,基于证候窗展开的中药复方的研究更能准确阐释中药复方的药理机制。

(6)建立客观的成套评价体系和方剂反证。在模型动物身上找出可与之一一对应的客观评价体系,作为后期的诊断标准。如气虚证的"乏力,懒言"可用活动度差、超声心动图部分检测指标代替,阴虚证的"消瘦、多饮、多食"可用体重、饮食、饮水量体现。模型评价体系建立后,可给予对应的方药进行方剂反证,使模型的建立更有说服力、更具科学性,起到锦上添花的作用。

"三维"病证结合的动物模型的构建与评价,既解决了动物宏观表征主要依赖主观描述,无法定量、阳性指征不全、操作性差等问题;同时解决了证候属性判定无客观依据,模型稳定性、重复性差等问题;更能解决小样本、非线性、复杂多维的证候数据分析问题。以临床证候诊断为标准,进行基础与临床宏观表征与生物学指标之间的等效转化,综合疾病的各种常见致病因素、个体反应和遗传体质等因素,全面模拟临床病机的病证结合动物模型,为证候内涵的研究和基于此的中药药效评价提供可靠、规范的研究载体。

一、动物宏观表征及其采集规范

制定出一套切实可行的动物宏观表征观察方法与策略对于中医证候的研究具有重大的意义。此处以小型猪为范例,阐述动物宏观表征采集方法的筛选和优化操作规范。

小型猪是常用的实验动物之一,但其个体大,难驾驭,在宏观表征观察中有很大难度,动物的证候特征与人类有相似性也有差异性。在模型动物证候的评价过程中,参照 1986 年中国中西医结合学会活血化瘀专业委员会制订的血瘀证诊断标准对模型动物的证候属性进行诊断,同时纳入目前临床研究发现的可能与证候相关的微观指标,作为证候动物模型评价的参考。参照中医的四诊信息采集办法,并参考兽医在大动物辨证方面的经验,在实验初期制定了小型猪部分证候的观察量表。并在实际操作中进行充实。

(一)望诊

1. 望神　即观察动物在自然状况下的精神意识、形体动作、对外界的反应等各个方面。观察中尽量避免惊扰动物,通过实验人员的观察,评定动物的精神状态,具体见表 5-1。

表 5-1　小型猪动物模型精神状态一览表

精神状况	精神正常	两眼灵活,明亮有神,行动灵活,性情活泼,不时拱地,摇尾。
	精神不振	眼睛半闭,耳不灵活,低头驻立或喜卧懒动嗜睡,行动迟缓。
	精神衰疲	肌肉震颤,行如酒醉,口唇松弛,全身大汗,口色苍白。
	精神兴奋	眼急惊狂;反应激烈,四处张望,转圈运动,撞壁冲墙。

2. 望色　即通过观察小型猪被毛、口唇、鼻盘、眼睛、耳部等部位的色泽变化,来了解动物模型证候的发展变化。笔者所采用的观察方法为:动物保持清醒,肉眼观察各部位色泽的变化,人工保定后,同时用数码相机拍照,采用 casmatch 色卡校正,并经 Adobe Photoshop 分析得到 R、G、B 值,具体见表 5-2。

表 5-2　小型猪动物模型色诊一览表

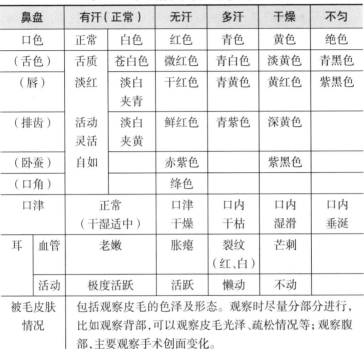

鼻盘		有汗（正常）	无汗	多汗	干燥	不匀
口色		正常	白色	红色	青色	黄色	绝色
（舌色）		舌质	苍白色	微红色	青白色	淡黄色	青黑色
（唇）		淡红	淡白夹青	干红色	青黄色	黄红色	紫黑色
（排齿）		活动灵活	淡白夹黄	鲜红色	青紫色	深黄色	
（卧蚕）		自如		赤紫色		紫黑色	
（口角）				绛色			
口津		正常（干湿适中）		口津干燥	口内干枯	口内湿滑	口内垂涎
耳	血管	老嫩		胀瘪	裂纹（红、白）	芒刺	
	活动	极度活跃		活跃	懒动	不动	
被毛皮肤情况		包括观察皮毛的色泽及形态。观察时尽量分部分进行，比如观察背部，可以观察皮毛光泽、疏松情况等；观察腹部，主要观察手术创面变化。					

3. 望舌　舌与脏腑经络有着密切的联系。舌为心之苗，通过望舌色，可以了解气血运行情况，从而反映"心主血脉"的功能。因此，望舌是重中之重，它对证候的诊断和评价都有着举足轻重的意义。因此，在动态观察上，笔者团队对舌象的观察和采集也非常重视，尝试并摸索出了一套方法。先通过肉眼观察，进行评定。由于人为因素干扰较大，我们采取数码相机拍照舌象，再通过专业软件进行分析以达到客观化。具体方法是：动物在清醒状态下，人工保定，待动物稳定后，一人用开口器打开猪嘴，暴露舌部，另一人用数码相机拍照记录，采用将小型猪舌体和 casmatch 国际标准色卡同时拍照，并采用 casmatch 色卡进行校正。需要注意的是：拍照时尽量要统一光源，并使色卡与

舌面保持在同一平面上。得到的照片经 Adobe Photoshop 80 分析计算出两者的 R、G、B 值。其中 R、G、B 分别代表了红、绿、蓝 3 种原色,用小型猪舌象的 RGB 值分别与标准色标的 RGB 值相除,得到 RGB 的相对比值,这样可以消除不同时间外界光线的差异对舌体 RGB 值的影响,得到比较客观可信的结果,具体见表 5-3。将数据输入 SPSS 软件中进行统计分析。

表 5-3　小型猪动物模型舌诊一览表

舌象	舌质	老嫩	胀瘪	裂纹 (红、白)	芒刺	
	舌态	萎软	强硬	震颤	歪斜	伸缩
舌苔	苔色	正常(微有薄白舌苔,稀疏均匀)	白色	黄色	灰色	黑色
	苔质		厚薄	润燥	腐苔腻苔	无苔

（二）闻诊

在动物观察过程中通过听动物发出的声音、嗅其发出的异常气味、排出物的气味及所在环境的气味来诊察动物的状况。同时可以借助听诊器检查动物的心脏情况。

（三）问诊

由于动物无法与人类交流,故对动物的问诊采集是不可行的,但可以通过询问饲养员获得动物近期的精神状况、进食、进水、二便等信息,具体见表 5-4。

表 5-4　小型猪动物模型问诊一览表

采食量(kg)	专人负责,每次去之后都能跟饲养员全面询问(给食量 – 剩余量)。
饮水量(L)	询问饲养员(相当于问诊)
粪便	形状、质地和量、次数
尿液	颜色和量、次数

（四）切诊

1. 脉诊　对于脉象的研究,由于小型主动脉表面肌层丰富,难以触及,故采用心电图的动态观察来表示脉象能提示的部分信息,心电图所能反映的是脉搏的速率、频率,具体见表5-5。

表5-5　小型猪动物模型脉诊记录表

脉象（股内侧动脉）							
平脉	不浮不沉,不快不慢,至数一定,节律均匀,中和有力						
反脉	浮沉	迟数	虚实	滑涩	洪细	弦濡	促结代
心电图情况 （附表描述）							

2. 体温　在中医诊断学中,体温寒热属于问诊范围,但对于动物模型上,笔者认为应该属于切诊范围,具体测定方法为:动物清醒状况下,人工保定后,将温度计插入肛门,保留5分钟,测定肛温。此外,耳温与鼻温也采用类似的测量的方式进行采集,具体见表5-6。

表5-6　小型猪动物模型体温记录表

体温	上午	下午
	鼻温（热凉）耳温（热凉）	鼻温（热凉）耳温（热凉）
	肛温	肛温

（五）小型猪采集指标的优化和剔除

1. 在实际观察中我们发现,精神不振、精神沉郁与精神极度沉郁实为不同程度的精神变化,缺乏区分的尺度,主观性强而可操作性差,故予以合并,比较客观地反映动物整体的精神状态。

2. 实验过程中,发现动物耳内外血管肿胀度、分支、颜色等变化较为显著,前后蹄掌心皮肤相对明显,且易于观察,添加了相关的观察。因此,望诊部分还应观察:

①耳部变化:包括耳内外血管的变化,及被毛的变化。

②前蹄及后蹄:观察其掌心部皮肤变化。

③眼睛:包括形态、动态及神色变化。

3. 脉象的观察,实际操作过程中由于动物自身的挣扎与逃避,较难准确地进行客观的评估,临床心电图能部分替代诊断脉速、心率等心脏异常状况,故与听诊合并后以心电图替代检测。

4. 触诊由于外界因素(噪音、动物机警程度、手术创伤的愈合等)对动物干扰较多,往往很难断定动物挣扎的原因,存在巨大误差,故舍去。

随着该领域研究成果的不断积累,相信在不远的将来,动物宏观表征采集规范将会得到进一步提高和发展。

二、源于临床的证候特征性宏观表征组合和微观生物学指标组合

采用多种数据挖掘方法,并考虑临床症状的分散性等特点,笔者团队采用宏观表征与微观生物学指标特征模式组合的提取方法,突破了证候诊断指标的金指标禁锢,体现了证候是症状有机组合的概念,实现核心指标群的提取。我们以冠心病(心肌缺血)气虚血瘀证为例进行阐述。

(一)基于临床冠心病(心肌缺血)气虚血瘀证宏观表征与微观生物学指标特征组合模式的提取

1. 笔者团队对前期收集的 1 089 例冠心病患者的临床资料进行分析,部分患者存在糖尿病、恶性肿瘤等其他系统严重疾病,为减少干扰因素而将此类患者病例剔除。应用熵聚类分析法和有监督方法,对最后满足纳入病例要求的 500 例冠心病患者进行四诊信息分析,形成主要证候四诊信息诊断规范草案,具体见表5-7。

表5-7 无监督熵聚类与有监督方法相结合分析四诊信息结果

证候	症状频数
气虚血瘀证	乏力(171)、气短(169)、胸闷(160)、神疲(157)、苔白(146)、苔润(139)、呼吸困难(138)、心悸(135)、少气懒言(128)、腰膝酸软(121)、口唇发绀(121)
气阴两虚证	乏力(147)、气短(144)、胸闷(139)、神疲(135)、少气懒言(118)、心悸(116)、呼吸困难(115)、苔白(112)、口干(107)、失眠(102)
痰瘀互阻证	乏力(73)、胸闷(71)、气短(67)、呼吸困难(63)、神疲(58)、舌苔润(55)、心悸(55)、苔厚(53)、少气懒言(53)
水饮内停证	乏力(62)、呼吸困难(62)、胸闷(61)、气短(59)、神疲(58)、下肢浮肿(58)、腰膝酸软(56)、苔白(54)、口唇发绀(52)、少气懒言(51)
痰浊证	乏力(52)、气短(52)、神疲(49)、呼吸困难(48)、胸闷(47)、腰膝酸软(46)、左脉弦(44)、失眠(44)、少气懒言(44)、苔白(42)、头晕(42)
心血瘀阻证	乏力(99)、胸闷(95)、气短(95)、神疲(94)、心悸舌苔润(84)、舌苔白(84)、少气懒言(82)、呼吸困难(82)、喘息(71)
血瘀水停证	乏力(44)、胸闷(43)、气短(43)、苔白(42)、呼吸困难(42)、神疲(41)、下肢浮肿(41)、少气懒言(40)、失眠(39)、心悸(38)

2. 基于t-test Adaboost算法对冠心病气虚血瘀证生物学指标特征进行关联分析:纳入52名气虚或非气虚证冠心病患者的34项生物学指标,基于t-test Adaboost算法,构建了由MCH(血红蛋白平均含量)、PDW(血小板平均分布宽度)、TCO_2(二氧化碳总量)、LDL(低密度脂蛋白)和CHO(总胆固醇)等5个指标为特征的气虚证特征模式,准确率为84.5%。进一步使用85名临床冠心病患者数据验证该模型,准确率为83.5%。我

们通过对临床指标群的探索,评价冠心病指标体系构建的信度和效度,反过来进一步完善我们的参数池,通过证候学数据挖掘方法和算法技术的调试,力争发现疾病潜在的生物标志物,经过扩充样本含量,拓展其临床应用价值。

(二)基于表征组学与文本挖掘的冠心病气虚血瘀证诊断指征拓展

1. 冠心病 107 个四诊信息与人类表型术语集(Human Phenotype Ontology, HPO)表征组学数据库比对 冠心病常见证候的 107 个四诊信息与 HPO 做了对应,发现有 23 个共同的表征,如表所示,占到冠心病四诊信息谱的 20%,涉及问诊和望诊,虽然中医与西医在表征上观察窗口的一致性较低,但是相同的表征涉及气虚、阳虚、阴虚、气滞、血瘀、痰浊等证候,占到冠心病常见证候的 80% 以上,具体见表 5-8。

表 5-8　冠心病 107 个四诊信息与国际 HPO 数据库对应条目表

四诊	证型	冠心病中医表征	HPO编码	HPO 条目
问诊	气虚	心悸	7280	palpitations
		倦怠乏力	4583	generalized weakness of limb muscles
			1796	apneic episodes precipitated by illness, fatigue, stress
		自汗	4890	hyperhidrosis
		头晕	7341	paroxysmal vertigo
			10146	vertigo
问诊	阳虚	畏寒肢冷	1852	asthenic habitus
		夜尿频多	6961	nocturia
望诊		眼睑浮肿	7578	periorbital edema
		下肢水肿	3820	edema of the lower limbs

续表

四诊	证型	冠心病中医表征	HPO编码	HPO 条目
问诊	阴虚	盗汗	4890	hyperhidrosis
		五心烦热	7753	dysphoria in chest palms-soles
		两目干涩	193	abnormal, jerky eye movements
		口干	10302	xerostomia
		耳鸣	9740	tinnitus
望诊		少苔	9147	smooth tongue
问诊	气滞	急躁易怒	5701	irritability
		抑郁	3473	depression
问诊	脾虚	食欲不振	1445	anorexia
		腹胀	71	abdominal distention
		恶心呕吐	6834	nausea
			6835	nausea and vomiting
		便溏	3530	diarrhea
问诊	血瘀	肢体麻木	2467	cataplexy, paroxysmal weakness or paralysis
望诊		肢体偏瘫	4738	hemiparesis
			4739	hemiplegia
			4740	hemiplegia/hemiparesis
			9192	spastic hemiplegia
		皮下瘀血	3790	ecchymoses
			7646	petechiae
望诊	痰浊	形体肥胖	7029	obesity
问诊	可出现于多种证型	胸痛	2588	chest pain
		健忘	4371	forgetfulness
		失眠	5519	insomnia
		便秘	3006	constipation

　　表5-8中,冠心病107个四诊信息与国际HPO数据库完全对应的条目,占到冠心病常见症状的20%,且覆盖80%冠心病常见基本证候(证候要素)。

　　在图5-2中,冠心病表征涉及各个器官,是一个系统疾病,不同病位的表征在HPO里面的位置不一样。

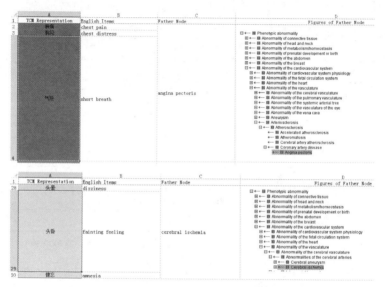

图5-2　冠心病四诊表征与HPO表型信息关系图

　　2. 应用Co-currence文献挖掘技术,构建表征-生物学指标关联

　　①以Mesh和HPO主题词作为候选指标池,对PubMed数据库里从1964年至今所有文献的表征和生物学指标的共现性进行数据挖掘,共挖掘出42 319条相关词条,删除共现次数<3的词条,剩余29 574个词条,涉及275个表征,345个生物学指标。

　　②使用HUGO Gene Nomenclature Committee提供的19 367个已编码蛋白基因作为指标池,对PubMed数据库里所有文献的表征和生物学指标共现性进行数据挖掘,共挖掘出4 792条

相关词条,2 407 涉及 256 个表征,145 个基因。表征与生物学指标存在交叉关联,并非简单的一对一关系,具体见表 5-9。

表 5-9 生物学指标与表征对应关系示例

指标	表征
血管内皮生长因子受体 -2	水肿(1819)、肿毒(1629)、出血(793)、视力下降(321)、喘(293)、腹水(293)、红肿(219)、肌肉萎缩(214)、疲倦(160)、腹泻(127)
血管升压素	喘(1166)、咯痰(386)、肿毒(68)、咳嗽(51)、鼻塞(43)、皮肤感染(41)、浮肿(26)、疼痛(20)、感冒(15)、皮肤瘙痒(11)
血清前白蛋白	便溏(73)、贫血(72)、肿毒(61)、少食(55)、疼痛(53)、发热(39)、伤口感染(33)、心律失常(30)、呕吐(29)、消瘦(26)
碱性磷酸酶	营养不良(2727)、肿毒(2235)、疼痛(1773)、黄疸(1310)、便溏(427)、水肿(417)、肝脏肿大(416)、腹痛(384)、皮肤瘙痒(381)、腹水(366)
纤维蛋白溶酶	出血(660)、肿毒(232)、肿胀(142)、肌肉萎缩(124)、发热(46)、喘(46)、瘀斑(45)、皮肤感染(34)、便血(21)、胃出血(21)
促甲状腺激素	闭经(363)、停经(361)、疼痛(307)、营养不良(303)、不育(295)、心律失常(271)、肿毒(243)、泛酸(227)、少食(200)、焦虑(188)
钙调素	肿毒(698)、心律失常(368)、疼痛(282)、腹水(54)、皮肤感染(51)、便溏(38)、色素沉着(23)、发热(20)、瘀斑(13)、气郁(11)
膜联蛋白	肿毒(318)、贫血(92)、不育(47)、喘(47)、疼痛(45)、出血(30)、发热(27)、活动障碍(21)、腹水(20)、皮肤感染(13)

注:括号中的数字表示生物学指标与表征共现的文章数。

3. 冠心病气虚血瘀证、气滞血瘀证表征 -NEI 指标关联挖掘 建立 NEI 相关基因的数据字典以及气虚血瘀证、气滞血瘀证的 HPO 表征库,使用 Co-currence 文献挖掘技术对 PubMed 数据库进行挖掘,获取与证候相关表征关键词的特征性 NEI 基因,并通过 KEGG 通路分析得到该证型的生物通路富集分析结果。

通过临床采集病例验证 NEI 网络指标,结果显示:气滞血瘀证患者体内皮质醇(CORT)、血清总三碘甲腺原氨酸(T_3)、血清总四碘甲腺原氨酸(T_4)、睾酮(T)、雌二醇(E_2)的含量与正常人群相比有显著差异;气虚血瘀证患者体内 C3、C4 的含量与正常人群相比有显著差异。

（三）临床与动物宏观表征与生物学指标的等效转化

在宏观表征层面,采用适宜的归一化方法通过实验动物表征观察项目的拓展和观察方法的进一步完善,依据临床病证结合条件下的证候诊断标准,按照相同或相似病理生理意义的原则,在动物模型将临床证候及其诊断指标进行转化,进而判定疾病动物模型的证候类型及其表征指标。

1. 临床与冠心病复合高血脂状态动物模型宏观表征与生物学指标的等效转化（表 5-10）

表 5-10　临床与冠心病复合高血脂状态动物模型
宏观表征与生物学指标等效转化

		临床四诊→证候	（转化）	大鼠表→证候
中国中西医结合学会心血管分会 1990 年修订的"冠心病中医辨证标准"	气虚	主要依据		主要依据
		疲乏		活动度下降
		气短		应激状态呼吸频率增加
		舌质淡胖或有齿痕		抓取反应性差,挣扎力弱
		脉沉细		
		实验室依据		实验室依据
		超声心动心功能下降		射血分数(EF)值下降

续表

		临床四诊→证候	(转化)	大鼠表→证候
中国中西医结合学会活血化瘀专业委员会1986年修订的血瘀证诊断标准	血瘀	主要依据		主要依据
		胸痛、痛有定处		冠脉狭窄或闭塞——病理性Q波
		舌质紫暗,或有瘀点、瘀斑		四末RGB值下降
		实验室依据		
		血液流变学指标异常		
		血液凝固性增高或纤溶活性降低		
		血小板凝聚性增高或释放功能亢进		
中国中西医结合学会心血管分会1990年修订的"冠心病中医辨证标准"	痰浊	主要依据		主要依据
		胸脘痞满		
		苔厚腻,脉滑		
		"肥人多痰湿"		体重、体重增长量、BMI

判断标准:具有主要依据二项以上;具有主要依据一项,加实验室依据二项

2. 临床与冠心病复合高血压状态动物模型宏观表征与生物学指标的等效转化（表 5-11、表 5-12、表 5-13）。

表 5-11 肝火亢盛证诊断标准

	症状	动物替代指征
主要指征	眩晕	最大旋转耐受时间缩短
	急躁易怒	易激惹,被毛竖起,旷场（总距离、直立次数、穿格数、平均速度增加）。
次要指征	面红,目赤,口干,口苦,脉数	毛发干燥糙乱,鼻、爪不润,足底 RGB 值中 r↑,HR↑。
	便秘,溲赤	大便干硬,小便黄

表 5-12 血瘀证诊断标准

	参考指征		大鼠替代指征	
主要指征	胸痛位置固定		左冠状动脉前降支（LAD）	心电图 6~8 个导联 Q 波
	舌质色紫或暗		舌面 RGB 中 r↓ 和 / 或 b↑ 和 / 或 g↑	
	冠脉造影显示至少一支冠脉狭窄≥75%		LAD+Q 波	
次要指征		冠脉造影显示至少一支冠脉狭窄≥50%,但小于 75%	LAD+Q 波	
辅助指征	纤维蛋白原升高		纤维蛋白原升高	

表 5-13 气虚证诊断标准

临床症状	动物替代指征
少气	应激呼吸频率升高
舌胖有齿印	舌体胖大、有齿痕
辅助指征	超声显示左室壁运动功能减弱、心脏收缩功能减弱（LVIDd↑，LVIDs↑，EF↓，FS↓）

注：肝火亢盛证参考 2002 年《中药新药临床研究指导原则（试行）》；血瘀证参考 2016 年《冠心病血瘀证诊断标准》（中国中西医结合学会活血化瘀专业委员会）；气虚证参考 1986 年 5 月修订的《中医虚证辨证参考标准》，其中规定，气虚证应具备神疲乏力、少气懒言、自汗、舌胖有齿印，脉虚等症状中的 3 项。2016 年《冠心病血瘀证诊断标准》将辨病与辨证相结合，在辨病基础上进行了辨证。

在生物学指标层面，动物的生物学指标与人的生物学指标往往都不在一个区间内。以 TNF-α（肿瘤坏死因子 -α）为例，动物群中的 TNF-α 最小值比人群中的最大值还大，所以必须通过数据处理缩小差距，对临床与动物之间的指标进行归一化与等效转换。简而言之，归一化的目的就是使得预处理的数据被限定在一定的范围内，比如［0，1］，从而消除奇异样本数据导致的不良影响。

三、模型动物的证候辨识

模型动物证候属性的判定是构建病证结合动物模型的核心环节，疾病模型的评价比较公认，但如何在辨病的基础之上进一步对证候进行判定仍需进一步研究。

临床医生通过对患者的望、闻、问、切，全面采集四诊信息和宏观表征，提取对证候的判定有用的信息，但望、闻、问、切在动物模型上实施有着局限性。另外，现阶段并没有对证候模型进行判定的标准体系与评价标准。大多数的标准是根据临床诊断的标准进行对比。临床上能够对患者进行望、闻、问、切等四诊信息的全面采集，而实验动物身上望诊是最主要的症状来源依据，所以临床证候评价的许多标准在实验动物上无法体现。

理想中的证候动物模型评价应该包括四诊信息、症状体征及生物学指标、方剂反证等因素。由此,我们结合前期实验的经验,总结出从宏观表征、生物学指标、方剂反证等三个维度对证候的属性进行多维度、多层次、多途径的判定,也就是通过临床诊断标准的等效对应进行动物模型证候属性的判定。

(一)宏观表征组合

证候临床诊断标准中的宏观指标在模型动物的宏观等效对应,是以临床在病证结合条件下证候的诊断标准为依据,通过将患者的证候诊断指标与动物表征指标的相同生理、病理意义进行比较,可对患者与动物模型证候属性进行同质性判定。

望诊是实验动物表征采集的重要方式。在模型动物的动态观察中,要尽可能全面采集模型动物的宏观信息。对动物异常表现的判断是建立在长期、大样本、多批次的、同种属正常动物的动态观察基础上的。参照临床正常值拟定的原则与方法,初步确定实验动物的正常表现。在此基础上,观察到模型实验动物的异常表征对于证候的诊断具有较大的价值。对于在人类同样存在的部分表现,可以根据动物的行为表现直接对其属性进行认定,如饮水量增加可以部分反映动物口渴,饮食量减少可以部分反映动物纳差等。对于在中医学很少观察,但在兽医学有相关的论述的部分症状和体征,可以参考兽医学的理论及诊断,如小型猪的鼻盘与证候的关系等等。对于一些宏观表现可以采用同等病理生理意义的指标来替代。例如,临床舌诊是判断证候属性的重要诊断指征,但是在实验动物存在一定的操作难度,我们前期的研究发现:小鼠爪和尾的颜色变化易于观察,且与舌色的变化存在一致性。因此,考虑将爪色、尾色的观察作为舌色的替代指征,以提高望诊采集方法的可操作性。

一个完整、全面、可操作的动物观察量表是宏观表征采集的关键。量表症状的来源主要集中在两方面:①文献来源。通过检索近10年疾病临床与基础研究文献,统计其可能出现的证候要素,并在证候要素的前提下,结合实验动物自身特点,设计动物宏观表征所观察的指标。②根据现有的临床诊断标准(国家标准、行业标准、学会标准等),将其临床症状等效对应到动物研究中。在对应的过程中,要注意症状的同质性和可替代性。必要时可对动物进行行为学观察,以确定其阳性体征。如气虚证中的乏力懒动用攀爬实验或抓力实验转换等。这构成了证候属性判定的第一维度。

(二)微观生物学指标特征组合

证候临床诊断标准中的微观生物学指标在模型动物的微观等效对应,是关于证候诊断标准中的微观指标是怎样用动物的微观指标来反映的问题。在同一疾病状态下,实验动物与人类有着相似的病理生理基础,也就是说在病理生理变化层面存在着很大的一致性。在人类,病理生理层面的变化伴随着四诊信息出现,而在动物,这些病理生理层面变化伴随着表征的改变出现。病理生理层面的变化模式也可能成为沟通人类证候与模型动物证候的桥梁,成功地实现临床证候诊断标准到动物证候判定方法的转化。与通过临床证候四诊信息替代以具有相同病理、生理意义的动物表征而直接进行的动物证候判定相比,其一致性在80%以上。需要注意的是,人和动物的同一种微观指标可能相距甚远,正常范围也不同。要对数据进行归一化处理后才可比较,这方面以往大多数研究没有进行数据的转化。

近年来证候生物学基础和相关性指标研究取得了可喜的进展。但由于研究比较分散,指标繁杂,特征性指标的研究就更为重要。而特异性指标的选取也可分为以下两方面:①临床特征性指标的直接转化:即把临床对疾病或证候具有诊断意义的指标进行检测,这样在对病证结合动物模型研究的过程中,既可以对疾病进行诊断,也可对证候可能的病理变化进行观察。但是由于此类指标极少,而且对中医证候的判定往往不具有诊断意义,故可列为参考指标。②文献来源。近些年的中医证候相关性生物学指标研究取得了一定的成果。在综合成果的基础上,利用现代生物信息学技术,对文献进行文本的挖掘,在众多纷繁复杂的生物学指标体系中,寻找出对证候属性的判定贡献最大,参考意义最大的指标或相互之间具有特定关系的指标群(特征组合模式)。系统生物学的手段和方法可以在不预设指标的情况下,对所有参与疾病病理过程的分子从整体上进行筛选,而支持向量机、决策树、互信息、Lars 回归等多种数据挖掘方法可以成功地找到证候(或证候要素)与生物学指标之间的具有诊断意义的关联模式,并在动物模型的评价中得到验证。此为证候属性判定的第二维度。

(三)方剂反证

以方测证,依据模型动物对不同治法的代表性方剂的反应性,推测其证候属性。如根据不同治法,选择临床上常用且疗效确切的治疗不同证型的经典小复方,通过比较其对某些特异性检测指标的影响,以确定该模型属于何种证型。此外,由于在疾病的过程中,证候可能发生转化,而且模型个体在相同的造模方法下证候表现可能会有差异。因此,模型动物证候属性的判定强调动态和全面,注意诊断与鉴别诊断,注意证候属性特征的时间窗。此为证候属性判定的第三维度。

病证结合动物模型的判定方法是模型是否成功的关键,没有明确的标准就没有合格的模型,应在实践中不断摸索、完善证候动物模型的判定方法,为证候的基础研究和新药开发奠定坚实基础。

(四)适用于证候研究的数据挖掘方法

中医证候是一个高维性、高阶性和非线性的复杂系统,定量与定性混杂、主观与客观交织、确定与模糊并存、线性与非线性难分的巨量数据,单一方法都有局限性。为了更好地对证候研究的数据进行挖掘,我们建立了证候研究的数据挖掘平台,整合了 22 种适宜的算法,适用于多维度的证候与症状、证候与生物学指标、症状与症状、症状与生物学指标等关联分析及特征模式的提取;并且首次提出了新的有监督算法(基于 t-test 的 Adaboost 算法等),解决了证候数据小样本、非线性、复杂多维的分析难题,具体见表 5-14。

表 5-14 证候研究的数据挖掘方法和算法技术

类别	分类	方法	算法技术
有监督数据挖掘方法	基于分类的数据挖掘方法	贝叶斯方法	朴素贝叶斯
			贝叶斯网络
		支持向量机方法	SMO
			Libsvm
		回归方法	LARS 回归
			LASSO 回归
			Logistic 回归
		决策树方法	CART
			Randomtree
			ADTREE
		神经网络方法	径向基神经网络
			多层感知器
	基于特征选择的数据挖掘方法	Filter	FOCUS 算法
			LVF 算法
		Wrapper	OBLIVION 算法
			RC 算法
		Embedded	C4.5
			ID3
		基于需求的特征选择	Reduct 特征选择技术

续表

类别	分类	方法	算法技术
无监督数据挖掘方法			熵聚类
			层次聚类
			k-mean 聚类

适用于证候研究的数据挖掘方法包括：贝叶斯方法、神经网络方法、决策树方法、支持向量机方法、回归方法等。首先要在分类方法中选择与证候研究的高维性、高阶性以及非线性的特点最契合的方法，再进一步优中选优，选出决策最快、涵盖面最广、最便于理解和普及的算法，这是一个从零到一的过程。上述方法的综合运用有利于我们创建融合中医多源信息的人工智能方法，探索适宜中医证候标准建立的人工智能特征表示技术，借鉴该领域专家的临证经验，最大限度优化病证诊断的准确性和可重复性。

以神经网络算法为例，神经网络通过模拟生物大脑内的神经系统，设计算法模拟神经元的结构和功能，构造训练模型，使用大量数据来训练模型，并将模型中的每一个连接作为基本处理单元，实现特征挖掘、分类、聚类等各种基本功能。神经网络的学习训练过程和人脑类似，主要通过修改中间神经层的权值来不断完善和优化训练模型，获得符合预期拟合效果的模型。

神经网络算法的抗噪音和异常值干扰性能非常好，适合非线性学习，具有自动联想功能，能够在复杂场景中得到精准的预测结果，但是不适合处理高维变量，且训练过程属于黑盒模型，不能观察中间的学习过程，输出结果不易于理解，且训练模型效果对数据规模依赖较大，学习时间也较长。

此外，决策树（decision tree）也是数据挖掘领域常用的分类算法。决策树可以从无序的离散数据中形成推理规则，将数据进行可解释的划分。其基本模型结构，具体见图 5-3。

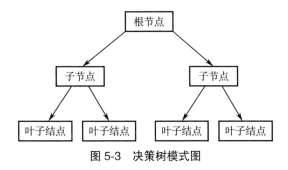

图 5-3 决策树模式图

从图中可以看出,决策树与自然界中树的结构相像,从根节点经多个子节点发散到叶子节点。在数据挖掘中,不同的子节点对应于不同的属性,叶子节点即对应于不同的数据分类集合。数据集从根节点输入,经过不同子节点根据不同的属性对数据进行裂变分类,从而归类到不同的叶子节点中。

决策树分类算法与统计方法和神经网络分类算法相比较具备以下优点:首先,通过决策树分类算法进行分类,出现的分类规则相对较容易理解,相对于其他数据挖掘方法,更便于中医内部工作人员理解决策过程,同时也更容易向外界解释决策的合理性。并且在决策树中由于每一个分支都对应不同的分类规则,所以在最终进行分类的过程中,能够说出一个更加便于了解的规则集。在数据挖掘过程中,通过可视化的模拟,能够清晰地展示决策过程和各个节点之间的逻辑联系。

其次,在使用决策树分类算法对数据挖掘中的数据进行相应的分类过程中,与其他分类方法相比,速率更快,效率更高。最后,决策树分类算法还具有较高的准确度,从而确保在分类的过程中能够提高工作效率和工作质量。

我们研究发现复杂拓扑熵聚类方法可以用于从复杂变量中提取基本证候特异信息。复杂网络拓扑共性提取算法主要用于提取疾病气虚证网络拓扑结构的共性特征。CNN 算法主要用于自动提取舌、面图像特征。深度学习决策级融合贝叶斯推理方法主要用于将舌、面两种数据源的 CNN 模型分类结果进行融合。借鉴以往的研究经验，从而创建融合中医多源信息的人工智能方法，建立基于舌、面图像信息的证候诊断新模式，提高中医证候诊断的客观性与准确性。创建适宜中医证候标准建立的人工智能特征表示技术，进而实现证候诊断的可视化。

综上所述，数据挖掘种类繁多，不同的方法所能解决的问题不同，使用范围也不同。面对庞大复杂的中医证候数据，我们将多种方法联合起来，取长补短，能够更全面系统地反映证候的本质。

第三节 常见病证结合动物模型的制备方法

在三因学说的指导下，秉承病证结合的思想，笔者团队在心血管疾病、糖尿病以及其他重大复杂疾病领域成功地构建了多种常见疾病与证候的动物模型。基于相同疾病可由于致病因素、遗传体质和疾病发展阶段不同而表现出不同证候这一认识，围绕气虚血瘀、肝火亢盛等临床常见证候，开展"证"的时相性与空间性特征研究。同时，针对"证候"核心病生理机制，采用方剂反证法，对病证结合动物模型的证候属性进行验证。经过 10 余年的研究，笔者团队通过病证结合的"三因"动物模型制备及"三维"动物模型评价方法，解决了证候模型制备过程重复性差、动物证候评价缺乏客观指标与标准的问题。相关成果由教育部推荐并荣获 2012 年国家科学技术进步奖二等奖，为辨证论治的生物学基础研究搭建了新的桥梁，对于系统揭示中医药的现代科学内涵，加速中医药的发展具有重要意义。

一、小型猪心肌缺血病证结合动物模型

致病因素是形成疾病证候的关键成因，因此，前期采用左冠状动脉前降支放置 Ameroid 缩窄环的方法建立小型猪慢性心肌缺血模型。Ameroid 缩窄环是制备冠状动脉缺血闭塞的国际通用模型，于 1957 年被 Litvak J. 等首次提出，作用原理是将酪

蛋白材料置入体内后,其可吸收周围组织液而逐渐膨胀,造成被箍的冠状动脉狭窄甚至闭塞。该造模方法能够最大程度地模拟临床冠心病患者左冠状动脉逐渐狭窄的过程,为后期动物模型上证候的形成奠定关键的病生理成因。遗传体质则是"三因"造模方式的另一重要因素,其性质在一定程度上直接决定了疾病的证候类型。选用中华小型猪作为模型动物,该动物不仅资源丰富,且在体型、心血管系统解剖结构、代谢因素等方面与人类高度相似。因此,我们采用小型猪种属,通过将模型组小型猪的冠状动脉左前降支第一对角支上方,距心耳边缘 0.5~1cm 处放置直径 2.75mm Ameroid 缩窄环的方式,模拟临床患者冠状动脉粥样硬化逐渐缩窄致心肌缺血的过程,以此完成病因环节、体质环节的关键模拟。通过长达 12 周的观察与检测,从冠脉造影、心脏超声、心电图等方法判定心肌缺血疾病模型是否成立,为证候属性的判定奠定基础。

在证候属性判定方面,笔者团队形成了从证候、疾病以及方剂反证三个维度的判定体系,具体如下:疾病标准参照 WHO 冠心病心绞痛的诊断标准和 1979 年全国中西医结合防治冠心病心绞痛、心律失常座谈会关于冠心病心绞痛命名和诊断标准的建议。判断心肌缺血模型建立成功的标准(满足下列 3 项条件中 2 项或以上者,可以认为模型建立成功):①心电图出现 I、AVL 和 / 或 II、III、AVF 和 / 或 V4~V6 导联 ST 段压低 和 / 或 T 波改变(由直立变为倒置或倒置变为直立);②冠状动脉造影提示前降支次全闭塞或完全闭塞(狭窄程度 >95%);③心脏超声检查表现为缺血引起的明显的心肌节段性室壁结构改变和运动功能减低。中医证候血瘀证的证候诊断,参照 1986 年中国中西医结合学会活血化瘀专业委员会制订的《血瘀证诊断标准》;中医证候气虚证标准参照 1986 年 5 月全国中西医结合虚证与老年病研究专业委员会修订的《中医虚证辨证参考标准》。判断血瘀证临床诊断依据为舌质紫暗,舌下静脉曲张瘀血,同时出现固定性疼痛,或疼痛拒按等,血管异常——人体各部位的静脉曲张,毛细血管扩张,血管痉挛,唇及肢端发绀,血栓形成,血管阻塞等。血瘀证实验室依据包括以下5个方面:①微循环障碍;②血液流变学指标异常;③血液凝固性增高或纤溶活性降低;④血小板聚集性增高或释放功能亢进;⑤血流动力学障碍。判断气虚证临床诊断指标主要为神疲乏力、少气或懒言、舌胖或有齿印、脉虚无力。实验室依据以模型组射血分数(EF)值明显下降、左室舒缩功能障碍为主。中医证候诊断依据:判断气虚证型、血瘀证型需要具有主要依据2项以上或具有主要依据1项,加实验室依据2项。根据以上诊断标准,结合我们前期对证候属性判定的多维度评定方法,同时纳入当前临床研究发现的可能与证候相关的微观指标,作为证候动物模型评价的参考。参照中医的四诊信息采集办法,并参考中兽医在大动物辨证方面的经验,在实验初期制定了小型猪部分证候的观察量表,对病证结合动物模型进行宏观表征与微观生物学指标两个维度的观察,从多层面、多途径确定其证候的属性。

首先是四诊信息(宏观表征)的采集和评价,对安静状态下的小型猪,全面动态采集动物的四诊信息,包括动物的精神状况、眼球运动情况、鼻盘的颜色和湿润度变化、望呼吸频率及深度、望舌(舌质舌色的变化情况、有无齿痕、瘀点、有无裂纹)、望毛发枯槁程度、望运动情况、望小型猪的活动度、摇尾次数、采食、饮水量等信息。结合现代科学的新仪器、新方法,以casmatch标准比色卡作为参照,对舌象、鼻盘、前后蹄趾蹼、耳等部位的颜色变化用数码相机拍摄记录,以获取其颜色变化情况,使望诊实现客观化、定量化、科学化,减少肉眼观察的误差。具体方法是:在清醒状态下,仰卧位固定小型猪,待动物稳定后,一人用开口器打开猪嘴,最大限度暴露舌部,另一人用数码相机拍照,拍照同时采用casmatch标准色卡进行校正。拍照时统一光源与地点,白平衡固定 shadow 模式,曝光 80s,焦距 4.5,并保证色卡与舌面保持在同一平面。图像采集后利用 photoshop 软件提取每只动物舌象的 R(红色值)、G(绿色值)、B(蓝色值)。固定选取区域,参照 casmatch 标准色卡说明书,设定色阶,白色为 L:93、a:0、b:0;灰色为 L:58、a:0、b:0;黑色为 L:22、a:0、b:0。分析每张图片时,将黑、灰、白色阶值设置为图片标准色卡中的黑、白、灰色阶值。选择矩形工具,按照比色卡上的规格大小固定选取面积,固定位置的舌体范围,利用 photoshop 软件中的直方图工具,计算该区域的 R(红色值)、G(绿色值)、B(蓝色值)、L(亮度值),并计算 r[r=R/(R+G+B)]、g[g=G/(R+G+B)]、b[b=B/(R+G+B)]值。

闻诊是在动物观察过程中通过听动物发出的声音、嗅其发出的异常气味、排出物的气味及所在环境的气味来诊察动物的状况,同时还可以借助听诊器检查动物的心脏情况。

动物的问诊无法直接进行,所以通过询问饲养员或转化为其他方式来得到问诊的各项指标,如:一般情况、饮食饮水情况、二便情况等。

切诊是四诊合参中重要的一环,动物的脉搏难以触及,且操作性差,故在信息采集中借助心电图来反映部分脉诊信息,心电图所能反映的是脉搏的速率、节律和频率。通过对术后 4、8、12 周不同时间点各做一次心电图,以反映脉象的变化。在中医诊断学中,体温寒热属于问诊范围,但在动物模型观察中,无法通过问诊获得,只能依靠检测获得数据。具体测定方法为:将实验动物保持在清醒状况下,对其进行体位固定后,将温度计插入其肛门,保留 5 分钟,测定肛温;此外,耳温与鼻温均采用类似测量方式采集。

小型猪的行为学观察可以反映其精神状态和情绪,结合中兽医经验,通过计数小型猪摇尾次数来体现小型猪的活动度和懒动乏力的症状。在安静的状态下,动物自由活动,使用 DV 拍摄的方法,拍摄记录假手术及模型组每只动物每分钟的摇尾次数,每只动物拍摄 2~3 遍,取均值作为该只动物每分钟的摇尾次数。

在生物学指标层面,通过对颈部前腔静脉采血的方式,检测小型猪高 / 低切全血黏度、高 / 低切还原黏度、血浆黏度、红细胞聚集指数、血小板聚集率、红细胞变形指数、刚性指数等血液流变学指标,以及检测血管紧张素 II（Ang II）、醛固酮（ALD）、活性氧（ROS）等的浓度变化情况,以反映气虚血瘀证内皮功能损伤情况。

小型猪信息采集表格附录如表 5-15：

表 5-15　中华小型猪观察记录表

动物编号（耳号）　　　　　　　　记录日期：　　年　月　日　时

精神状况	精神正常	两眼灵活,明亮有神,行动灵活,性情活泼,不时拱地,摇尾			
	精神不振	眼睛半闭,耳不灵活,低头驻立或喜卧懒动嗜睡,行动迟缓			
	精神衰疲	肌肉震颤,行如酒醉,口唇松弛,全身大汗,口色苍白			
	精神兴奋	眼急惊狂,反应激烈,四处张望,转圈运动,撞壁冲墙			
鼻盘	有汗（正常）	无汗	多汗	干燥	不匀
口色	正常	白色	红色	青色	黄色	绝色
（舌色）	舌质淡红	苍白色	微红色	青白色	淡黄色	青黑色
（唇）		淡白夹青	干红色	青黄色	黄红色	紫黑色
（排齿）	活动灵活	淡白夹黄	鲜红色	青紫色	深黄色	
（卧蚕）			赤紫色		紫黑色	
（口角）	自如		绛色			

续表

口津		正常（干湿适中）		口津干燥	口内干枯	口内湿滑	口内垂涎
舌象	舌质	老　嫩		胀　瘪	裂纹（红、白）	芒刺	
	舌态	萎软		强硬	震颤	歪斜	伸缩
舌苔	苔色	正常（微有薄白舌苔,稀疏均匀）		白色	黄色	灰色	黑色
	苔质			厚　薄	润　燥	腐苔腻苔	无苔
耳	血管	老　嫩		胀　瘪	裂纹（红、白）	芒刺	
	活动	极度活跃		活跃	懒动	不动	

脉象（股内侧动脉）

平脉	不浮不沉,不快不慢,至数一定,节律均匀,中和有力												
反脉	浮　沉		迟	数	虚	实	滑	涩	洪	细	弦	濡	促结代

体温	上午	下午
	鼻温（热　凉）　耳温（热凉） 肛温	鼻温（热　凉）　耳温（热凉） 肛温

被毛皮肤情况	包括观察皮毛的色泽及形态。观察时尽量分部分进行,比如观察背部,可以观察皮毛光泽、疏松情况等,观察腹部,主要观察手术创面变化
采食量（kg）	专人负责,每次去之后都能跟饲养员全面询问（给食量－剩余量）
饮水量（L）	询问饲养员（相当于问诊）
粪便	形状、质地和量、次数

续表

尿　液	颜色和量、次数
呼　吸	频率和深浅——最先观察,静息状态,摄像 3 分钟,计算其每分钟平均呼吸频率
心电图情况 （附表描述）	
备注 （运动、睡觉）	
证候判定	

　　造模结果显示,模型动物心电图表现为胸部导联 ST 段压低;冠脉造影显示前降支狭窄 90% 以上;超声提示心尖局部室壁结构改变,运动减弱,左室收缩末、舒张末内径及容积扩大。以上均支持模型动物术后为缺血性心脏病的诊断。

　　术后 4 周时,在宏观表征层面,模型动物出现精神紧张、易激惹,怕人,不易接近,冲撞笼栏;被毛杂乱、无光泽等表现;舌色略见暗红或青紫,无明显的瘀点瘀斑。在生物学指标层面,血液流变学结果显示,模型动物的血液流变学特征主要表现为高、中、低切变率下全血黏度的升高,而其红细胞比容、红细胞聚集指数以及红细胞变形指数等无明显差异;其他血液理化指标结果显示,模型动物血浆 6- 酮 - 前列腺素 F_1（6-K-PGF$_1\alpha$）显著降低,血栓素 B_2（TXB$_2$）、K/T、降钙素基因相关肽（CGRP）、内皮素（ET）、E/C 均无显著差异。

　　术后 8 周时,在宏观表征层面,模型动物精神状况有所恢复,饮食、二便接近正常;被毛杂乱、无光泽等表现依然存在;舌象仍表现为舌色略见暗红或青紫,无明显的瘀点瘀斑。在生物学指标层面,血液流变学结果显示,模型动物高、中、低切变率下的全血黏度显著升高;其他血液理化指标结果显示,模型动物血浆 6-K-PGF$_1\alpha$ 显著降低,TXB$_2$、K/T、CGRP、ET-1 及 E/C 等均无明显变化。

此外,方剂反证亦应用于三维动物模型的构建,如果采用对证方剂干预,证候相关层面指标应呈现一定改善。丹七片是丹参与三七以 1:1 混合的制剂,与目前临床治疗冠心病活血化瘀的治则相对应。而且丹参及其提取物、三七及其提取物被广泛应用于冠心病的临床治疗中。因此,我们选择丹七片作为方剂干预的工具药。药物干预结果显示,活血化瘀药物丹七片可以减少心肌纤维化重构,改善红细胞变形能力,升高血浆 6-K-PGF$_1\alpha$ 以减少血小板聚集、降低血栓形成风险,对心肌缺血及血瘀证的各层面指标均有一定的改善作用,在一定程度上佐证了该模型动物心肌缺血血瘀证的诊断。

综上,该模型动物术后 4~8 周可以被诊断为心肌缺血血瘀证。

术后 12 周时,在宏观表征层面,模型动物出现精神不振,活动度差,喜卧懒动扎堆,行动缓慢,抓取反应力弱,摇尾次数下降,目光较正常呆滞,叫声不洪亮;进食、饮水量少;鼻黏膜苍白,鼻盘干燥无津,被毛稀疏无泽,耳温凉等症状,被毛稀疏无泽,鼻盘干、无津,舌尖部呈青紫,偶有裂纹,但未观察到瘀点瘀斑,舌苔腻,趾蹼间肌肤甲错。在生物学指标层面,血液流变学结果显示,模型组动物在 1/150、1/38、1/10、1/5 切变率下全血黏度和还原黏度增加,尤其高中低还原黏度差异较显著,红细胞的聚集、刚性指数以及变形指数显著升高;作为衡量机体氧化应激损伤程度的超氧化物歧化酶(SOD)明显降低,活性氧(ROS)、丙二醛(MDA)及细胞色素 C(Cyto C)含量显著升高;反应肾素 - 血管紧张素 - 醛固酮(RAAS)系统激活的血管紧张素 II(Ang II)与醛固酮(ALD)含量则明显升高。

在方剂反证法层面,芪参颗粒(原名为益心解毒方)以黄芪、丹参为君益气活血;辅以金银花清热解毒,功效为益气温阳,活血解毒,主治气虚血瘀证。因此,我们选择芪参颗粒作为方剂干预的工具药。药物干预结果显示,芪参颗粒改善模型动物气虚血瘀证候宏观表征;不同切变率下全血黏度和血浆黏度均有改善。

因此,该模型动物术后 8~12 周可以被诊断为心肌缺血气虚血瘀证。

综上所述,采用中华小型猪,左冠状动脉前降支放置 Ameroid 收缩环,可获得良好的冠心病慢性心肌缺血模型。通过动态四诊观察及相关生物学指标的测定,参考气虚证及血瘀证的诊断标准进行辨病、辨证,以及方剂反证法,可得到结论:①从术后 4 周开始符合心肌缺血血瘀证的诊断,至 12 周时诊断仍成立。②术后 8~12 周阶段,血瘀证持续存在且保持稳定,同时并伴有气虚证的出现,可以判定 8~12 周为稳定的慢性心肌缺血气虚血瘀证时间窗。

二、大鼠心力衰竭病证结合动物模型

大鼠心力衰竭模型的制备与小型猪的略有区别。在致病因素方面,冠状动脉结扎的具体方法是以缝合丝线结扎实验动物的左冠状动脉或左前降支,其诱导原理是通过减低心排血量进而造成心力衰竭。因此,我们使用冠脉结扎法,于大鼠左心耳与肺动脉圆锥间距离左心耳 1~1.5mm 处结扎大鼠冠状动脉左前降支,建立大鼠心肌缺血模型。在遗传体质方面,实验性大鼠能有效地模拟心血管疾病,因其繁殖能力强,易于检测等优点,目前是我国心血管疾病研究的主要动物模型之一。因此,我们采用大鼠冠状动脉左前降支(LAD)结扎法,以完成心力衰竭心肌缺血病因环节的关键模拟。

在证候判定方面,笔者团队依然采用证候、疾病以及方剂反证的三维证候判定体系。疾病判定通过心电图、心脏超声等方法,判断心肌缺血疾病模型是否成立,为之后证候属性判定奠定基础。疾病诊断依据收缩性心力衰竭的诊断标准评价,即:左心腔增大、左心室收缩末容量增加和左室射血分数(LVEF)≤40%。2001年欧洲心力衰竭指南建议以脑利尿钠肽(BNP)作为诊断心力衰竭的主要指标。在证候判别中,血瘀证与气虚证的证候诊断标准均与小型猪心肌缺血病证结合模型参照标准相同。气虚证诊断依据全国中西医结合虚证与老年病研究专业委员会1986年5月修订的《中医虚证辨证参考标准》。临床诊断指标为神疲乏力,少气或懒言,舌胖或有齿印,脉虚无力等。转化为动物模型行为学指标为游泳力竭时间缩短,活动度下降,安静状态下呼吸减慢、受外界刺激后呼吸明显增快。实验室判别依据为模型组心脏指数EF值明显下降、左室舒缩功能障碍等。血瘀证临床诊断依据中国中西医结合学会活血化瘀专业委员会1986年修订的《血瘀证诊断标准》,具体表现为舌质紫暗,舌下静脉曲张瘀血,固定性疼痛,或绞痛,或疼痛拒按,血管异常——各部位的静脉曲张,毛细血管扩张,血管痉挛,唇及肢端发绀,血栓形成,血管阻塞等。转化为动物模型主要行为学依据为:舌象r、g、b值改变,舌下静脉曲张向舌尖方向延伸,耳郭毛细血管缺血血管颜色紫暗,足底静脉曲张向足跟方向延伸。血瘀证实验室依据为以下5点:①微循环障碍;②血液流变学指标异常;③血液凝固性增高或纤溶活性降低;④血小板聚集性增高或释放功能亢进;⑤血流动力学障碍。中医证候诊断依据为:气虚、血瘀证型具有主要依据2项以上或具有主要依据1项,加实验室依据2项,即可诊断。根据以上诊断标准,结合我们前期对证候属性判定的多维度评定方法,同时纳入当前临床研究发现的可能与证候相关的微观指标,作为证候动物模型评价的参考,并制定了大鼠部分证候的观察量表,对动物模型进行宏观表征和生物学指标两个维度的观察,从多层面多途径确定其证候的属性。

大鼠信息采集表格附录如表5-16:

表 5-16 大鼠观察记录表

品系： 编号： 记录日期： 年 月 日 时

项目		A	B	C	评价
状态	精神状态	萎靡	正常	亢奋	
	活动度	减少	正常	增加	
	抓取反抗	基本无反抗	轻微反抗，抓笼力弱	剧烈，攻击咬人	
	是否扎堆	全部聚拢一起	两三在一起	各自爬卧	
	敏感度	触之不动	听到响亮声音抬头	轻微响声即抬头	
温度	肛温	降低	无明显变化	升高	
目	神	黯淡无神	眼睛睁大，灵活	红亮有神	
	色	暗红	红	绛红	
舌	舌色	暗淡	淡红	红绛	
	舌体	胖大	适中	瘦	
	润泽	湿滑	润	少津干燥	
唇	唇色	淡红偏色	白淡红	深红色	
耳	瘀点	有，需仔细辨	无	明显，一见即得	
	血管数量	无	有 1~2 个	有 3~4 个	
毛	颜色	白中少有黄色	白	黄白相间	
	整齐	均匀细密	稍显毛乱	毛乱	
	润泽	湿润	柔顺	干燥	
	竖起	颈部竖起	无竖起	半身竖起	
	光泽	少泽	有光泽	无光泽	

续表

	项目	A	B	C	评价
爪	颜色	淡白	淡红	暗红	
	润泽	湿润	适中	干涩或脱屑	
	血管数量	无	1~2 个	3 个以上	
尾	颜色	淡白	黄中有白	黄色	
	角化	轻度角化	无角化	重度角化	
小便	颜色	清长	淡黄	深黄色	
	尿量	减少	无明显变化	增加	
大便	硬度	不成型	松软,成型	成型,硬	
	颜色	淡黄色	土黄色	褐色	
	拉尾排便	增加	无明显变化	减少	

证候初步判断

填表人:

首先是四诊信息(宏观表征)的采集和评价,对安静状态下的大鼠,全面动态采集动物的四诊信息。通过检索近年冠心病心力衰竭气虚血瘀证临床与基础研究文献,寻找与该证候最为相关的症状、体征,结合实验动物自身特点,筛选出适合动物证候判断的表征组合;根据现有的临床诊断标准(国家标准、行业标准、学会标准等),将临床标准与动物表征等效对应;同时对动物进行行为学观察,以确定其阳性体征,以此制作完整、全面、可操作的动物观察量表。大鼠四诊信息包括其一般状态、舌、耳、足底等部位图像、不同状态下呼吸频率、游泳力竭时间、血液流变学指标、超声心动指标等,同时还要对宏观指标采集方法进行优化。

望诊方面,测定大鼠呼吸,于上午8点到9点之间,对大鼠一般状况和呼吸进行观察和记录,使用摄像机拍摄并记录大鼠安静状态下(安静状态指房间内没有异响,观察者避免走动和谈话,尽量减少一切声音干扰和震动。大鼠静卧于笼内,无直立或跑动)。每分钟的呼吸频率,通过电脑慢速回放进行计数。在完成大鼠安静状态下呼吸情况录制后,从笼中轻柔抓起大鼠,使其腹部朝上,同样方法记录呼吸次数。测定大鼠足底皮肤RGB值,利用现代科学的新仪器、新方法,使望诊实现客观化、定量化、科学化,减少肉眼观察的误差。课题组对大鼠足底皮肤颜色的变化进行数码拍照,以获取其颜色变化情况。在清醒状态下,仰卧位大鼠,待动物稳定后,用数码相机拍照,同时采用casmatch标准色卡进行校正。拍照时统一光源与地点,白平衡固定shadow模式,曝光80s,焦距4.5mm,并保证色卡与舌面保持在同一平面。图像采集后利用photoshop 7.0提取每只动物舌象的R(红色值)、G(绿色值)、B(蓝色值)。固定选取区域,参照casmatch标准色卡说明书,设定色阶,白色为L:93、a:0、b:0;灰色为黑色为L:58、a:0、b:0;黑色为L:22、a:0、b:0。分析每张图片时,将黑、灰、白色阶值设置为图片标准色卡中的黑、白、灰色阶值。选择矩形工具,按照比色卡上的规格大小固定选取面积,固定位置的舌体范围,利用photoshop软件中的直方图工具,计算该区域的R(红色值)、G(绿色值)、B(蓝色值)、L(亮度值),并计算$r[r=R/(R+G+B)]$、$g[g=G/(R+G+B)]$、$b[b=B/(R+G+B)]$值。

在生物学指标层面,通过对腹主动脉采血的方式,检测大鼠白介素-1(IL-1)、白介素-6(IL-6)、肿瘤坏死因子α(TNF-α)、基质金属蛋白酶2(MMP-2)、基质金属蛋白酶9(MMP-9)等炎症相关理化指标。

具体结果显示:在疾病诊断方面,超声心动结果表明,术后模型动物的左室射血分数(EF)及短轴缩短率(FS)明显下降,其中以收缩期改变更为显著;同时左室的舒张末期内径(LVIDd)和收缩末期内径(LVIDs)显著增大。说明收缩与舒张功能均

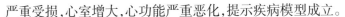

严重受损,心室增大,心功能严重恶化,提示疾病模型成立。

在中医证候层面,宏观表征显示,①大鼠心肌缺血术后1~3天,模型大鼠表现为活动缓慢,对外界刺激反应迟钝等。术后4~7天,模型大鼠对外界刺激敏感,易激惹,被毛竖立。术后7~28天,模型大鼠被毛失去光泽,活动度降低,对外界刺激反应迟钝,挣扎无力。术后45~60天,模型大鼠被毛无光泽,活动度明显降低,对外界刺激反应十分迟钝,挣扎无力。②从术后第4天开始,模型大鼠安静状态下呼吸频率明显下降。同时各时间点模型大鼠应激后呼吸频率均明显增加。③模型大鼠游泳力竭时间明显缩短。④大鼠不同部位照片图像 R、G、B 值分析结果显示,术后7天模型大鼠足底 r 值降低;术后14天、21天、28天,模型大鼠足底的 r、g、b 值都明显下降。大鼠舌象分析结果显示,术后14天时,模型大鼠舌 r 和 g 值明显降低;术后28天,模型大鼠舌 b 值、g 值明显升高,舌 r 值则降低。在术后7~28天内,肉眼观察大鼠耳郭,模型大鼠耳郭较粗大静脉曲张,颜色青紫,耳郭皮肤变苍白。而耳郭颜色在术后21天才出现显著的差异性,该时间点模型大鼠耳郭 b 值、g 值明显降低。

从另一方面,对组织病理学进行检测,结果发现:①HE 染色:术后4天,模型大鼠心肌梗死区及梗死边缘区可见大量的炎症细胞浸润,心肌细胞膜不完整,梗死边缘区心肌轻度变形,心肌纤维肿胀,伴有少量纤维素渗出;术后7天,模型大鼠心肌梗死区可见心肌纤维断裂,大量心肌细胞坏死,残存心肌细胞呈岛状分布,梗死区及梗死边缘区炎症细胞浸润程度与术后4天时相比有所减轻;术后14天,模型大鼠梗死区心肌纤维红染,间隙增宽,横纹消失,核固缩或溶解,心壁明显变薄,梗死区边缘则可见充血、出血带及不等量中性粒细胞浸润。术后21天,心肌梗死区镜下基本全部是成纤维细胞和纤维细胞,以及致密的胶原纤维束,呈束状或平行状排列,胶原纤维束之间几乎无残存的存活心肌组织,炎症细胞浸润已少见,梗死边缘区心肌细胞则排列紊乱;术后 28 天,梗死区呈透壁心肌坏死,局部心肌细胞消失,被瘢痕组织取代,炎症细胞消失,成纤维细胞、内皮细胞增多;术后 45 天,模型大鼠心肌梗死区心肌纤维化,室壁进一步变薄,心腔明显扩大,梗死边缘区心肌明显增厚,心肌细胞肥大;术后 60 天,模型大鼠心肌梗死区心肌纤维化,梗死边缘区心肌细胞肥大,排列紊乱,心腔进一步扩大。②TUNEL 染色:模型大鼠术后各时间点左心室心肌梗死区域内以坏死细胞为主,少见凋亡细胞;梗死边缘区心肌细胞呈进行性凋亡趋势,以术后 14 天为高峰;非梗死区心肌细胞亦呈升高趋势,但峰值出现时间较梗死边缘区延迟,以术后 28 天为最高峰,随后逐渐下降。③对炎症因子的检测结果进行分析,发现大鼠术后血清 TNF-α 水平持续升高,而其他炎症因子的升高则主要出现在术后 4~7 天;术后 45~60 天,除 TNF-α 水平仍高于其同期假手术组,IL-1、IL-6 均恢复至正常。以上与心功能早期以炎症表现为主,随病情发展机体免疫能力的下降有关。

采用芪参颗粒(原名为益心解毒方)进行方剂反证,结果显示:①在一般状态方面,给药后模型组大鼠活动缓慢、对外界刺激反应迟钝、挣扎无力、被毛逐渐失去光泽、毛发发黄等症状明显改善;②在局部图像色度分析方面,予芪参颗粒治疗的大鼠足底皮肤及阴囊皮肤的 r 值、g 值和 b 值均显著下降,足底皮肤及阴囊皮肤的 RGB 比值能够有效反映大鼠皮肤的血瘀情况,而芪参颗粒能够明显改善大鼠足底皮肤的紫暗状态,减轻大鼠皮肤紫暗等相关表征;③呼吸频率测定结果显示,芪参颗粒可有效减慢大鼠加快的呼吸频率。经芪参颗粒验证后,大鼠气虚血瘀证表征明显减轻,表明该病证结合动物模型成立。

总体来说,采用冠状动脉左前降支结扎 SD 大鼠,可获得稳定的心力衰竭动物模型。通过动态四诊观察及相关生物学指标的测定,参考气虚证及血瘀证的诊断标准,可得到结论:模型动物在术后 1~4 天为气虚证时间窗;术后 7~28 天表现为稳定的气虚血瘀证候时间窗；术后45~60天为气虚证时间窗；其证候发生了从"气虚证—气虚血瘀证—气虚证"转化的演变规律。

三、大鼠高血压病证结合动物模型

基于相同疾病可由于遗传体质、致病因素和疾病发展阶段不同而表现出不同证候这一认识，采用自发性高血压大鼠（SHR）和Wistar应激性高血压大鼠两种动物模型，通过全面动态监测血压变化、宏观表征、行为学评价其疾病模型的稳定性，基于高血压临床证候诊断标准与动物宏观表征、行为学及微观理化指标等效转化的方法，构建高血压动物模型证候判别方法，并结合方剂反证进一步验证其证候属性与演变规律。

（一）不同体质、致病因素下高血压动物模型的稳定性及证候特点

分别采用京都种Wistar大鼠和具有高血压遗传背景的自发性高血压大鼠（spontaneously hypertensive rats，SHR），对其进行适应性饲养1周，经宏观表征采集、血压及体重测量、行为学试验等适应性训练后筛除个体差异较大者，将大鼠分为：①无干预观察组Wistar（C）和SHR（C）；②慢性温和应激组Wistar（M）和SHR（M）：模拟现代社会人们所遭受慢性的、低强度的社会心理应激的现象，给予Wistar大鼠和SHR大鼠慢性温和应激；③反复强烈应激组Wistar（S）和SHR（S）：模拟人们在长期精神重压、反复重复工作的社会现象，给予Wistar大鼠和SHR大鼠反复强烈的电击足底加噪声应激。

1. 不同体质、致病因素下高血压动物模型疾病稳定性

（1）Wistar应激性高血压大鼠，疾病稳定性较差：Wistar（C）组在12~20周龄之间收缩压（SBP）均低于120mmHg；慢性温和应激组Wistar（M）于应激后血压反而较Wistar（C）组降低；反复强烈应激组Wistar（S）于应激1周后血压开始逐渐升

高,至应激4周血压明显升高并持续至应激第6周,Wistar(S)血压大鼠随应激强度及时间的增加波动明显,但同组内动物血压差异较大,停止应激后血压逐渐下降,至应激结束2周后血压水平已降至高血压诊断标准以下。

（2）SHR自发性高血压大鼠,疾病稳定性较好:自发性高血压大鼠(SHR),12周龄时血压已明显升高达到高血压诊断标准,SBP波动在176mmHg,并且随着周龄的增加,呈增长趋势,14~18周龄血压达到相对稳定的水平,SBP波动在190mmHg,20周龄血压进一步升高,SBP波动在200mmHg。给予温和应激后SHR(M)血压波动,但与SHR(C)相比差异无统计学意义;反复强烈应激干预后SHR(S)血压随周龄增长趋势明显,于应激第2周时明显高于SHR(C)组大鼠,同时随应激的增强血压增幅更大,并持续至应激结束后2周。

2. 不同体质、致病因素下高血压模型的证候特点

（1）Wistar应激性高血压大鼠出现同一证候时间窗不稳定、症状轻重程度不一:反复强烈应激组Wistar大鼠于应激2周时仅有25%大鼠出现部分肝火亢盛证的症状,如旷场试验中总活动距离及穿格直立次数的增加,易激惹程度评分增加;应激4~6周时仅有58.33%Wistar大鼠符合高血压肝火亢盛证的诊断标准,应激结束后2周,随着血压的逐渐恢复,仅有33.33%的Wistar大鼠符合肝火亢盛证的诊断标准。

（2）SHR自发性高血压大鼠证候时间窗比较稳定、症状轻重程度比较相似:SHR大鼠在12~13周龄有41.67%SHR表现为肝火亢盛证,至14~18周龄有83.33%SHR表现为肝火亢盛证。给予温和应激干预后部分SHR(M)大鼠易激惹程度及活动度有所降低,14~18周龄有66.67%具备肝火亢盛证表现,而给予反复强烈应激后SHR(S)组14~18周龄有91.67%具有典型的肝火亢盛证的表现。

综上,Wistar应激后大鼠血压升高的程度、宏观表征及行为

学等表现相差较大,出现同一证候的时间窗不同、证候的稳定性均较差,尚不能作为中医中药作用机制研究的稳定的高血压病证结合动物模型。而 SHR 血压随周龄增长逐渐升高,可维持在较高水平,相对稳定,宏观表征及行为学特异性表现出现的窗口也较为一致,其中 14~18 周龄 SHR 与临床高血压肝火亢盛证具有明显的相似性,同时 SHR 是目前国际公认的与人类原发性高血压发病机制相似的疾病动物模型,综合考虑疾病的稳定性、证候的一致性,SHR 作为高血压病证结合动物模型的证候演变规律观察的首选模型。

(二)同一体质、同一致病因素不同发展阶段高血压大鼠证候属性及演变规律

采用前期筛选的稳定高血压病证结合动物模型 SHR 自发性高血压大鼠,通过全面动态的宏观表征采集、行为学试验、微观理化指标检测以及方剂反证,分析不同疾病发展阶段其证候属性及演变规律。参照《中药新药临床研究指导原则(试行)》中的高血压证候诊断标准,进行高血压大鼠的证候属性辨识。通过辨识,确立了高血压肝火亢盛证和阴虚阳亢证较为稳定的证候时间窗:其中自发性高血压大鼠 14~18 周龄为稳定的肝火亢盛证,21~26 周为稳定的阴虚阳亢证,19~20 周为两证过渡期。

1. 自发性高血压大鼠 14~18 周龄表现为稳定的肝火亢盛证 自发性高血压大鼠出现于 14~18 周龄易激惹程度评分明显增加,旋转耐受时间缩短,耳、爪部血管数量增多及充盈度增加,舌、爪部图像 r 值升高、舌质干少津、被毛干枯蓬乱,便质干硬、排便时间延长,旷场试验总活动距离、穿格次数及直立次数明显增加。参照《中药新药临床研究指导原则(试行)》中的高血压证候诊断标准,运用临床四诊信息与动物表征的等效转化。初步认为 SHR14~18 周龄符合肝火亢盛证的诊断标准,具体见表 5-17。

表 5-17 高血压肝火亢盛证大鼠证候等效指标转换表

临床诊断标准：		动物宏观替代指征：	
收缩压（SBP）>140mmHg,舒张压（DBP）>90mmHg		收缩压（SBP）>140mmHg,舒张压（DBP）>90mmHg	
主症	眩晕、头痛	主要依据	旋转耐受时间缩短
	急躁易怒		易激惹程度评分高、行为学试验（旷场试验总活动距离、穿格次数、直立次数增加）
次症	面红、目赤、口干、口苦	次要依据	舌质少津、被毛干枯蓬乱
	便秘		便质干硬、排便时间延长
	溲赤		小便深黄
	舌红、苔黄、脉弦数。		舌色 r 值升高、耳、爪部血管充盈、数量增多

微观理化指标检测发现,高血压肝火亢盛证大鼠及其应激状态下外周 Ang Ⅱ、ET、TXB_2、NE、NPY 等含量显著升高,这与临床高血压肝火亢盛证患者以上指标升高相一致。

将 SHR 高血压肝火亢盛证大鼠分为四个组,分别为模型组、三草降压汤组、四逆散组和硝苯地平组,给药 4 周和给药 6 周时断点取材。根据 SHR 大鼠肝火亢盛证证候属性判别方法对宏观表征、旷场试验,易激惹程度评分,旋转耐受时间实验结果进行分析。结果发现:对证方三草降压汤既可以降低血压又可改善肝火亢盛证症状,次对证方四逆散可抑制血压持续升高,可部分改善症状但较三草降压汤微弱,硝苯地平缓释片降压作用显著持久。三个给药组证候属性判别结果可以明确自发性高血压大鼠在 14~18 周龄是较稳定的肝火亢盛证,即方剂反证证明 SHR 大鼠 14~18 周龄为高血压肝火亢盛证证候时间窗是可靠的。

2. 自发性高血压大鼠21~26周表现为稳定的阴虚阳亢证 通过对18周龄后SHR大鼠的动态观察,全面对比大鼠宏观表征观察结果及行为学试验(旷场试验、跳台实验、旋转耐受实验、抓力测试等)结果,结合临床四诊信息与动物宏观表征之间的等效转换的证候属性判定结果的相互印证,得到的结果为:19、20周龄证候表现较为杂乱,但已有部分大鼠表现出阴虚阳亢证;21周龄时大部分大鼠表现出阴虚阳亢证,并随周龄增加阴虚阳亢证占比增加,26周龄时高达90%;27周龄按证候属性判别依然维持在90%,但一部分大鼠开始出现便溏、舌胖等痰湿之象,还有一部分则表现为耳部、舌头出现瘀点等血瘀证候。自发性高血压大鼠于21~26周龄出现旋转耐受时间缩短,睡眠减少,舌色r值升高、舌质少津、被毛干枯蓬乱,跳台实验被电次数增加、Morris水迷宫找到隐匿平台时间延长,按照临床证候诊断标准进行动物宏观表征等效转化的方法,初步认为SHR 21~26周龄符合高血压阴虚阳亢证的诊断标准,具体见表5-18。

表5-18　高血压阴虚阳亢证大鼠证候等效指标转换表

临床疾病诊断标准		动物宏观替代指征	
SBP>140mmHg, DBP>90mmHg		SBP>140mmHg, DBP>90mmHg	
主症	眩晕、头痛	主要依据	旋转耐受时间缩短
	腰酸、膝软		抓力实验(抓力下降)
	五心烦热		爪色r值升高
次症	心悸、失眠、耳鸣	次要依据	睡眠减少,易惊醒,心率改变
	健忘		行为学试验(跳台法或Morris水迷宫法),学习记忆能力下降
	舌红少苔、脉弦细而数		舌瘦、舌质少津、被毛干枯蓬乱

微观理化指标检测发现,阴虚阳亢证SHR大鼠血浆中ANG-Ⅱ、ET-1、HCY、hs-CRP含量均明显升高。且阴虚阳亢证SHR大鼠血浆ET-1、HCY、hs-CRP含量显著高于肝火亢盛证SHR大鼠。阴虚阳亢证SHR大鼠血清中NE、CORT、5-HT含量均明显高于肝火亢盛证SHR大鼠。有临床研究表明,hs-CRP升高可能为高血压阴虚阳亢证的特异性指标,这种升高在阴虚阳亢证SHR模型中也有所体现,可能作为高血压阴虚阳亢证的客观指标。因此判定SHR大鼠在21~26周龄期间,表现为较稳定、较单纯的阴虚阳亢证。

综上所述,通过对SHR大鼠全面动态观察发现,模型动物在同一疾病的不同阶段其表征特点确有变化,SHR同一疾病模型在不同发展阶段存在证候的差异性与阶段性变化,且与临床高血压患者的变化观察结果相符。

四、大鼠糖尿病病证结合动物模型

大鼠糖尿病病证结合动物模型的制备主要采用高脂喂养合并腹腔注射小剂量链脲佐菌素(STZ),这是目前应用较多的2型糖尿病大鼠模型的制备方法。给予高脂高糖饲料以诱发胰岛素抵抗,随后腹腔注射小剂量STZ,部分损伤胰岛细胞以引起胰岛素分泌障碍,最终形成2型糖尿病大鼠模型。通过复制此种动物模型,设计观察量表,连续全面、动态地观察动物的表征变化并判定其证候属性,以判断此种动物疾病模型在不同病变阶段是否存在不同的表征和证候特点。

采用雄性SD大鼠,给予高脂饲料喂养4周后,经腹腔注射小剂量STZ 35mg/kg,注射STZ 7天后,大鼠血糖升高,且多饮、多食、多尿症状明显,2型糖尿病模型复制成功。模型建立后,根据表征采集量表每周连续观察大鼠表征变化并进行证型判定。

参考2002年《中药新药临床研究指导原则(试行)》和《中医诊断学》中对于消渴阴虚内热证与气阴两虚证的临床

表征描述。阴虚内热证主要表现为:咽干口燥,心烦畏热,渴喜冷饮,多食易饥,溲赤便秘。气阴两虚证主要表现为:咽干口燥,倦怠乏力,气短懒言,多食易饥,口渴喜饮,溲赤便秘。

大鼠糖尿病模型宏观信息动态采集结果主要表现:在 STZ 注射后 4~8 周,与空白对照组相比,模型大鼠的活动次数增加比率、背温升高比率、各自爬卧比率、唇少光泽不润比率均明显升高,且多饮、多食、多尿、体质量降低。认为在 STZ 注射后 4~8 周,模型大鼠出现烦躁畏热,津液不足,与阴虚内热证的表现基本相符,故判定为阴虚内热证型。在注射 STZ 后 9~13 周,与空白对照组相比,模型大鼠的活动次数减少比率、毛潮湿比率、爪色青紫比率、触之不动比率均明显升高,且多饮、多食、多尿、体质量降低。认为在 STZ 注射后 9~13 周,模型大鼠倦怠乏力明显,其症状表现与气阴两虚证基本相符,故判定为气阴两虚证型。

五、大鼠心肌缺血复合高血脂状态病证结合动物模型

复合因素造模是在前期单因素造模的基础上,逐步叠加其他致病因素建立模型。模型评价仍以多时间点动态评估模拟病程不同阶段,采用宏观动物体征与微观生物学指标相结合的方式判定。

高血脂状态既是冠心病(心肌缺血)的诱发因素,也是疾病加重的常见伴随因素,因此心肌缺血复合高血脂状态模型采用高脂饲料喂养 1 周后叠加心梗手术,术后持续高脂饲料喂养的造模方式。具体方法为:雄性 SD 大鼠以高脂饲料(胆固醇 1%,猪油 10%,蛋黄粉 5%,胆酸钠 0.5%,基础饲料 83.5%)喂养 1 周后,行冠状动脉前降支(LAD)结扎术制备高血脂状态的冠心病(心肌缺血)大鼠模型,结合既往单纯心肌缺血模型经验,选择术后三个时间点(第 7 天、14 天、28 天)对证候属性进行动态观察和判定。

气虚证判定标准依据 1990 年中国中西医结合学会心血管分会修订的《冠心病中医辨证标准》制定。气虚证的共性表现为疲乏、气短、舌淡胖或有齿痕，脉沉细。在动物模型中，我们将其转化为行为学检测指标和实验室检测指标两部分，进行判定。行为学检测指标包括：①在旷场内 3 分钟自主活动距离显著下降；②应激状态下的呼吸频率显著升高。旷场 3 分钟自主运动距离显著下降，反映自主活动度的下降，可与辨证标准中"疲乏"相对应。应激状态下的呼吸频率显著升高，与"气短"相似，可用于模拟冠心病心力衰竭患者"活动后气短"的临床症状。实验室检测指标包括：心脏超声检测模型组 EF 值、FS 值出现降低，LVIDd、LVIDs 值显著升高。心脏功能的下降为心气虚症状更具体、直接的体现。

血瘀证判定标准参照《冠心病中医辨证标准》，辨证要点为胸痛，痛有定处，舌质紫暗，或有瘀点、瘀斑。转化为动物模型上的行为学检测指标包括出现瘀斑瘀点，舌象或后足底 RGB 均值下降。实验室检测指标包括冠脉闭塞（手术结扎），同时心电图检查出现 6~8 个导联的病理性 Q 波。"胸痛，痛有定处"是冠脉狭窄或闭塞的症状表现，本实验中结扎了模型大鼠的左前降支，心电图检查出现 6~8 个导联的病理性 Q 波作为结扎成功的标准，可以有效模拟"胸痛"的证候特征。色泽和瘀斑瘀点的观察，可以选择大鼠的耳朵、鼻唇、前后足、阴囊等区域。RGB 值可以最直观地呈现出观察部位的视觉效果，R 值主要反映观察部位的红色程度，在 G 值、B 值相对稳定的情况下，R 值从高到低逐渐表现为由红向紫的过渡，G 值和 B 值的降低使颜色变暗。前期研究发现大鼠后足底部 RGB 值是相对稳定且易采集的部位，因此以大鼠后足底 R/（R+G+B）的比值下降作为判断血瘀紫暗的依据。

1991 年中国中西医结合学会心血管分会发布的《冠心病中医辨证标准》对痰浊证的描述是：胸脘痞满，苔厚腻，脉滑。

"胸脘痞满"是一种主观感受,在动物身上难以匹配到可采集的指标,而大鼠舌苔和脉象在当前还难以实现客观、定量或定性地采集。因此,动物模型中痰浊证的判定从"肥人多痰湿"的中医理论出发,以肥胖类指标作为痰浊证的主要载体,如体质量、体重指数(BMI)、24小时进食量以及平均每日体质量增长量等。

结果表明:

术后7~28天,与假手术组相比,高脂结扎大鼠的LVIDd、LVIDs显著增加,EF值和FS值显著下降;旷场3分钟自主运动距离显著下降,同时其应激状态呼吸频率在术后7天和28天显著升高。高脂结扎大鼠心电图均呈现6~8个导联的病理性Q波,提示冠脉闭塞成功,后足底r值在术后各时间点均显著下降,反映肢体远端皮肤的色泽紫暗。基于此,可以认为高脂结扎大鼠模型在术后7~28天存在气虚证、血瘀证的表现,与单纯结扎的冠心病(心肌缺血)模型结果一致。

此外,大鼠肥胖类指标也出现相应变化,主要表现为:①体质量:自术前7天至手术当日各组体质量基线无差异。术后7天高脂结扎组体质量显著下降,随后高脂结扎组体质量逐渐呈升高趋势,术后28天体质量显著高于单纯结扎组。②平均每日体质量增量:此项指标能够更直观地反映不同时间段内各组体质量的增长速率。在术后0~7天内,高脂结扎组由于经受心梗的应激,体质量增量显著低于假手术组,而在术后7~14天和14~28天阶段,高脂结扎组体质量增量显著上升。③24天进食量:其变化趋势与体质量类似。术后7天,高脂结扎组进食量与同期假手术组相比显著下降,而后则恢复至同期假手术组水平。④BMI指数:高脂结扎组与同期结扎组相比,从术后14天开始出现BMI的显著升高,其升高状态持续至术后28天。

综上,高脂饮食联合LAD结扎诱导的心力衰竭模型在术后

7~28 天符合气虚血瘀证，14~28 天逐渐兼有痰浊证。

六、大鼠心肌缺血复合高血压病证结合动物模型

高血压是冠心病的主要危险因素之一。临床上合并高血压的冠心病心肌缺血患者常比不合并高血压的患者表现出更为严重内皮功能障碍和血管重构，而传统的左冠状动脉前降支（LAD）狭窄/结扎动物模型不能很好地模拟这种临床实际情况，因此笔者团队制备了心肌缺血复合高血压病证结合动物模型。

笔者团队采用自发性高血压大鼠（SHR）结合 LAD 结扎术的方法来构建该复合模型。SHR 是一种具有稳定高血压遗传倾向的大鼠，并且更容易诱发高血压性心血管病变，这种特征与临床上高血压合并心肌缺血的患者相似，以此作为"三因"中高血压遗传体质和致病因素的模拟；在此基础上采用 LAD 结扎术模拟冠心病患者前降支完全闭塞导致心肌缺血的病理过程，以此作为"三因"中心肌缺血病因环节的模拟。将 9 周龄的 SHR 施以 LAD 结扎术，并在术后 3 天通过血压（SBP>140mmHg，DBP>90mmHg）、心电图（6~8 个导联出现病理性 Q 波）以及心脏超声（EF 值显著下降）等方法判定心肌缺血复合高血压疾病模型的建立，为之后的证候判定奠定基础。在病证结合理论指导下，探讨该模型不同时间窗内的证候属性，即"三因"理论中的疾病发展阶段的模拟。

在证候判定方面，首先对该病证模型进行了宏观体征和生物学指标两个维度的观察，从多层面多途径确定其证候的属性。宏观表征包括一般表征观察（易激惹、毛发、二便、耳廓和爪部血管数量、舌体及有无齿痕舌等）和宏观指征（应激呼吸频率、夜间旷场试验、舌面 RGB 值、旋转耐受时间、心率及超声心动）。肝火亢盛证判断标准参 2002 年《中药新药临床研究指导原则（试行）》，气虚证诊断参照 1986 年 5 月由全国中西医结合虚证与老年病防治学术会议制订的《中医虚证辨证参考标准》，

其中规定,气虚证应至少具备以下症状中的3项:神疲乏力、少气懒言、自汗、舌胖有齿印,脉虚等。冠心病血瘀证诊断必须包含主要症状、次要症状中至少1项宏观指标,单纯生物学指标不能诊断。参考标准为中国中西医结合学会活血化瘀专业委员会2016年制订的《冠心病血瘀证诊断标准》。具体见表5-19~表5-21。综合分析宏观表征以判定疾病模型不同时间段的证型。

表5-19　冠心病(心肌缺血)复合高血压肝火亢盛证诊断标准

	症状	动物替代指征
主要指征	眩晕	旋转耐受时间短
	急躁易怒	易激惹、被毛竖起、旷场(总距离、直立次数、穿格数、平均速度增加)
次要指征	面红,目赤,口干,口苦,脉数	鼻、爪不润,毛发干燥糙乱,舌质少津,肛温升高,心率(HR)加快
	便秘,溲赤	大便干硬,小便深黄

注:肝火亢盛证判断标准参考2002年《中药新药临床研究指导原则(试行)》。

表5-20　冠心病(心肌缺血)复合高血压气虚证诊断标准

临床症状	动物替代指征
少气	应激呼吸频率加快
舌胖有齿痕	大鼠舌体胖大有齿痕
辅助指征	超声提示,左心室壁运动功能减弱、心脏收缩功能减弱(LVIDd 与 LVIDs 明显增大,EF 与 FS 明显减小)

注:参考标准为1986年5月由全国中西医结合虚证与老年病防治学术会议制订的《中医虚证辨证参考标准》,其中规定,气虚证应至少具备以下症状中的3项:神疲乏力、少气懒言、自汗、舌胖有齿印,脉虚等。

表 5-21　冠心病（心肌缺血）复合高血压血瘀证诊断标准

	临床诊断标准（赋值）	动物替代指征
主症	胸痛位置固定（10）	左冠状动脉前降支结扎术
	舌质色紫或暗（10）	舌面 r 值下降、g 值或 b 值升高
	冠脉造影显示至少一支冠状动脉狭窄≥50%（9）	心电图呈病理性 Q 波
次症	冠状造影显示至少一支冠状动脉狭窄≥50%，但 <75%（6）	心电图呈病理性 Q 波
辅助指标	纤维蛋白原升高（3）	纤维蛋白原升高

注：冠心病血瘀证诊断必须具有主要症状、次要症状中至少 1 项宏观指标，具有单纯生物学指标不能诊断。参考标准为 2016 年《冠心病血瘀证诊断标准》（中国中西医结合学会活血化瘀专业委员会）。

在模型建立的 1~14 天内，模型组大鼠具有肝火亢盛证的症状表现，主要包括：易激惹程度增加，被毛竖起，小便黄，大便硬，旋转耐受时间缩短，旷场活动距离、直立次数、穿格数、平均速度明显增加。同时，该模型还兼具有血瘀证的表现，如症状上表现为舌面 RGB 比值中 R 比降低、G 比和 B 比增加，心率加快以及大鼠的 LVIDd 和 LVIDs 显著增加，而 EF、FS 值显著降低等；理化指标上呈现为 PT（凝血酶原时间）的延长、FIB（纤维蛋白原）水平的升高。在 14~28 天中，观察模型组宏观体征，主要呈现模型动物易激惹程度下降，毛发枯燥无光泽，鼻腔、爪部润泽度下降，爪部血管数量增多，小便透明无色，大便硬，舌体胖大有齿痕，应激呼吸频率增加、心率加快、心功能下降等，根据证候诊断标准，将其归为气虚血瘀证。

通过方剂反证的方法来判定不同时间窗内模型动物的证候属性，这是"三维"辨证的第三个维度。三草降压汤是名中医刘渡舟老先生治疗高血压肝火亢盛证的经验方,通过给 SHR 复合心肌缺血模型灌胃术后 1~28 天灌胃三草降压汤,以此最终确定证型。给药后发现,三草降压汤可明显改善术后 14 天内大鼠易激惹状态,延长大鼠旋转耐受时间,降低呼吸频率,而在术后 28 天其症状改善效果不明显。这表明,在模型建立的 14 天内,其证候属性为肝火亢盛证。

综上,心肌缺血复合高血压病证结合大鼠模型术后 1~14 天表现为肝火亢盛证和血瘀证,术后 14~28 天表现为气虚血瘀证。

七、大鼠心肌缺血复合高血糖病证结合动物模型

糖尿病(DM)是冠心病最重要的合并疾病之一。糖尿病患者发生心血管事件的风险极高,因此糖尿病又被称为冠心病的"等危症"。《中国心血管健康与疾病报告 2020》指出,冠心病高血糖合并 DM 的患者的疾病严重程度以及死亡率均高于非高血糖冠心病患者。与血糖正常的冠心病患者相比,冠心病合并 DM 患者的冠脉病变多为多血管受累的弥散性病变,并且在中医证候上表现出更多的阴虚证和血瘀证症状。

笔者团队采用大鼠 LAD 结扎联合 STZ 注射构建心肌缺血合并糖尿病模型,分别于术后 7 天,14 天,28 天采集宏观表征和微观指标,全面、动态观测大鼠中医证候及其演变规律。模型采用腹腔注射 STZ(55mg/kg 体重)直接导致胰岛 β 细胞功能障碍,作为对冠心病合并 DM 患者"遗传体质"的模拟。糖尿病患者多见气阴两虚证,并且由于糖尿病患者内皮功能障碍严重,血液黏稠度增加,因此更容易出现血瘀证的症状。因此在动物模型的宏观信息采集方面重点围绕气阴两虚证和血瘀证展开,临床症状与动物指征的等效转化如表 5-22、表 5-23 所示。

在证型的判定方面,该模型从疾病、证候两个维度进行了评价:首先在疾病层面,根据造模完成后 3 天空腹血糖值 ≥16.7mmol/L、心电图 6~8 个导联出现病理性 Q 波以及心脏超声提示 EF 值显著下降等指标判定心肌缺血复合高血糖疾病模

型的建立。其次在证候层面,动态采集宏观表征,进行冠心病复合高血糖气阴两虚证临床症状与动物指征等效转化,以及冠心病复合高血糖气阴两虚证临床症状与动物指征等效转化,具体见表 5-22。

表 5-22 冠心病复合高血糖气阴两虚证临床症状与动物指征等效转化

	临床症状	动物宏观替代指征
主症	疲乏、气短	活动度下降,应激状态呼吸频率增加
	咽干口燥,多饮喜饮,多食易饥,消瘦	饮水增加,饮食增加,体重下降
次症	便秘,溲赤	大便干硬,小便黄

表 5-23 冠心病复合高血糖血瘀证临床症状与动物指征等效转化

	临床症状	动物替代指征
主症	胸痛、痛有定处	心脏结扎线以下变暗,病理性 Q 波或 S-T 段上移
	舌质紫暗,或有瘀点、瘀斑	r 值下降,耳背血管增多
次症	冠脉造影显示至少一支冠脉狭窄≥50%,但小于 75%	病理性 Q 波或 S-T 段上移

根据证候转化信息表以及疾病模型的判准,将该复合模型的特点总结如下:模型建立后的 28 天内均呈现出大鼠的体重、活动度下降,饮食饮水量增加,大便干硬、小便量多、色黄等表征,同时伴有抓力的显著降低以及应激状态呼吸频率显著升高,既符合糖尿病"三多一少"的表现,也符合中医上"消渴证"气阴两虚证的症状。而其耳背小血管增多,舌、足底 r 比值显著降低,以及 EF、FS 值的显著降低,表明其符合心肌缺血中血瘀证的特征。

综上,参考《中医诊断学》中气阴两虚证的诊断标准以及

《冠心病血瘀证诊断标准》中血瘀证诊断标准,判定大鼠心肌缺血复合高血糖模型在 28 天内表现为气阴两虚兼血瘀证。

八、大鼠高血脂复合高血糖合并心肌梗死病证结合动物模型

胰岛素作为一种重要的代谢调控激素,其分泌不足或功能缺陷均会引起包括蛋白质、脂质和碳水化合物在内的各种代谢异常。因此,临床上 2 型糖尿病或胰岛素抵抗的患者罹患血脂异常的风险更高,且合并糖脂代谢异常的冠心病患者其死亡风险较不合并者明显增加。笔者团队前期建立了大鼠心肌缺血复合高血糖病证结合动物模型,为更好地模拟临床上合并糖脂代谢疾病的冠心病患者,在此基础上,笔者团队又进一步建立了大鼠高血脂复合高血糖合并心肌梗死动物模型。

该复合模型首先采用高脂饲养(高脂饲料配方为:胆固醇 0.1%,猪油 10%,蛋黄粉 5%,胆酸钠 0.5%,基础饲料 83.5%)叠加腹腔注射 35mg/kg 链脲佐菌素(STZ)的方法制备高血糖高血脂模型,模拟冠心病的患者发病的重要危险因素——糖脂代谢异常,再结合 LAD 结扎术最终建立高血脂复合高血糖合并心肌梗死大鼠模型。

首先对疾病模型进行判定。以模型大鼠血清总胆固醇(TC)、甘油三酯(TG)、低密度脂蛋白胆固醇(LDL-C)水平显著升高判定高血脂模型造模成功;以空腹血糖值≥16.7mmol/L 判定高血糖模型成功;以心电图呈现 6~8 个导联出现病理性 Q 波判定为心肌梗死造模成功。其次对证候属性进行判定。阴虚热盛证、气阴两虚证的判定标准参考 2002 年《中药新药临床研究指导原则(试行)》;血瘀证诊断参考 2016 年《冠心病血瘀证诊断标准》(中国中西医结合学会活血化瘀专业委员会);气虚证参考 1986 年 5 月修订的《中医虚证辨证参考标准》,其中规定,气虚证应具备神疲乏力、少气懒言、自汗、舌胖有齿痕、脉虚等症状中的 3 项。并对上述判定标准进行合理转化,具体见表 5-24:

表 5-24　高血脂复合高血糖合并心肌梗死
临床症状与动物指征等效转化

证候分型	临床表现	动物替代指征
阴虚热盛证	咽干口燥,心烦畏热	各自爬卧、活动度高、敏感度高、爪温高、爪干燥或脱屑
	溲赤便秘	尿黄、粪色黑褐质硬
	舌红苔黄	舌色鲜红、舌干少津
气阴两虚证	咽干口燥,倦怠乏力	扎堆、活动度降低、敏感度降低、抓力减小、爪干燥或脱屑
	气短懒言,心悸,溲赤便秘	应激呼吸频率增加、尿黄粪质硬
	舌红少津	舌色鲜红,舌干少津
	易自汗、形体消瘦	爪温低、耳廓变薄变白边缘粗糙
气虚证	神疲乏力	活动度降低、抓力降低
	少气	应激呼吸频率增加
	舌胖有齿痕	舌体胖大,有齿痕
血瘀证	胸痛位置固定	左冠状动脉(LAD)结扎术、心电图提示 6~8 个病理性 Q 波
	舌质色紫或暗	舌面 RGB 中 r 值下降和/或 g 值和/或 b 值升高
	冠脉造影显示至少一支冠状动脉狭窄≥75%	心电图提示 6~8 个病理性 Q 波
	口唇或齿龈紫暗	唇色紫暗
	部分凝血活酶时间(APTT)或凝血酶原时间(PT)缩短	部分凝血活酶时间(APTT)缩短
	纤维蛋白原升高	纤维蛋白原升高

注:阴虚热盛证、气阴两虚证参考 2002 年《中药新药临床研究指导原则(最新)》;血瘀证参考 2016 年中国中西医结合学会活血化瘀专业委员会制订的《冠心病血瘀证诊断标准》;气虚证参考 1986 年 5 月修订的《中医虚证辨证参考标准》,其中规定,气虚证应具备神疲乏力、少气懒言、自汗、舌胖有齿痕,脉虚等症状中的 3 项。

根据疾病和证候两种维度的判定,观察到大鼠高血脂复合高血糖合并心肌梗死模型宏观表征动态变化如下:该复合模型在造模后 28 天内,始终具备血瘀证症状表现,如心电图提示 6~8 个病理性 Q 波、舌面 RGB 中 r 值下降和 / 或 g 值和 / 或 b 值升高、唇色紫暗、爪面凹凸不平;同时还伴有爪部皮肤干燥脱屑、舌红少津等阴虚证表现。而在造模后的 7 天内,该模型在阴虚证相关表征的基础上出现了各自爬卧、爪温高、敏感度高、活动度增加、尿黄便黑硬等热象,判定为阴虚热盛血瘀证。在造模后的 7~28 天内,该模型逐渐出现扎堆、活动度下降、抓力减少、应激呼吸频率增加等气虚证的表现,则判定为气阴两虚兼血瘀证。

综上,该模型在术后 7 天内表现为阴虚热盛血瘀证,在术后 7~28 天表现为气阴两虚兼血瘀证。

九、大鼠高血压复合高血脂合并
心肌梗死病证结合模型

动脉粥样硬化脂质浸润学说认为,高血压等危险因素损伤血管内皮,致使循环中的胆固醇更容易沉积在血管内膜下,引起动脉粥样硬化,最终导致冠心病等心血管疾病发生。而临床患者中高脂血症常常与高血压并存,研究发现每 3 个高脂血症患者中就有 1 人同时患有高血压。高血压合并高脂血症患者冠心病风险大大增加,为更好模拟该类患者的病生理特征,笔者团队构建了高血压合并高血脂复合心肌梗死病证结合动物模型。

通过给予 SHR 饲喂 4 周高脂饲料(配方为:普通饲料 71%,全脂奶粉 3%,胆固醇 1%,熟猪油 8%,去壳花生 5%,蛋黄粉 5%,麻油 1%,蔗糖 5%,胆盐 1%)诱导高血压合并高血脂状态,并结合 LAD 结扎术建立高血压合并高血脂复合冠心病心肌梗死大鼠模型。该模型以高脂饮食、动物自发性高血压以及用 LAD 结扎术模拟冠心病患者前降支完全闭塞的特点作为疾病的致病因素,以 SHR 的遗传特性作为模型发病的另一诱因,将

血脂显著升高、血压 SBP 始终高于 140mmHg 以及心电图 6~8个导联出现病理性 Q 波、超声心动 EF 值显著下降等作为模型建立成功的判定标准,由此完成了"三因"层面的模拟。

证候诊断从高血压的几个常见证型切入:肝火亢盛证判断标准参考 2002 年《中药新药临床研究指导原则(试行)》;气虚证参照 1986 年 5 月由全国中西医结合虚证与老年病防治学术会议制订的《中医虚证辨证参考标准》,气虚证应至少具备以下症状中的 3 项:神疲乏力、少气懒言、自汗、舌胖有齿印、脉虚等症状中的 3 项。冠心病血瘀证诊断必须具备主要症状、次要症状中至少 1 项宏观指标,单纯生物学指标不能诊断,参考标准为 2016 年《冠心病血瘀证诊断标准》(中国中西医结合学会活血化瘀专业委员会)。痰浊证参考标准为 2002 年《中药新药临床研究指导原则(试行)》中高血脂症痰浊阻遏证判定标准。具体见表 5-25。

表 5-25　痰浊证临床症状与动物指征等效转化

	临床诊断标准	动物替代指征
主症	形体肥胖	体重增高,Lee's 指数升高
	胸闷,呕恶痰涎,舌胖	呼吸频率加快,分泌物增多,舌体胖大
次症	食少	进食量减少
辅助指标	TC 升高或 TC、TG 升高或 HDL-C 水平降低	TC 升高或 TC、TG 升高或 HDL-C 水平降低

注:参考标准为 2002 年《中药新药临床研究指导原则(试行)》中高血脂症痰浊阻遏证判定标准。

参照以上标准,在进行疾病模型判定的基础上,完成证候相关指标的动态采集,结果如下:

模型建立成功后的 28 天内,大鼠活动度降低,敏感度下降,同时伴有应激呼吸频率的增加,抓力的下降以及心脏 EF 值的降低,与气虚证中的神疲、少气、乏力以及从超声等辅助指标相一致;除心电图呈现 6~8 个病理性 Q 波外,模型大鼠在整个观察周期内的舌面及爪面 r 值下降,g 或 b 值升高,唇色紫暗,耳背血管颜色紫红瘀点数增多,且伴有 APTT 的缩短,与血瘀证的症状表现相符。由此认为模型大鼠在术后 28 天内一直具有气虚血瘀证的表现。

在术后 7 天内,模型大鼠还表现为易激惹,旋转耐受时间长以及小便黄、大便干硬等症状,与临床上高血压肝火亢盛证患者的急躁易怒、眩晕以及便秘、溲赤等症状相一致。在随后的 7~28 天内,模型大鼠的易激惹程度以及旋转耐受时间均有下降,并逐渐表现出体重的增加,Lee's 指数的升高,饮食量的减少以及痰多等痰浊证的症状。

综上,高血压复合高血脂合并心肌梗死病证结合模型大鼠术后 7 天内表现为肝火亢盛证兼气虚血瘀证;术后 7~28 天表现为气虚血瘀兼痰浊证。

十、小鼠心力衰竭病证结合动物模型

小鼠心力衰竭病证结合动物模型的制备通常采用主动脉弓缩窄术制备昆明小鼠后负荷增加所致的心力衰竭动物模型,通过超声心动检测、宏观表征观测、行为学检测、局部部位图像色度值采集、脏器大体形态观测、组织形态学检测等方法获得术后 2 周、4 周、6 周、8 周、12 周、16 周该动物模型的综合信息,依据选用的证候诊断标准,对模型动物综合信息所反映出的中医证候特征进行客观评价。

通过采用宏观表征采集表采集实验动物的整体信息,宏观表征采集表包含了慢性心力衰竭常见的临床表现,主要有:呼吸困难、全身状态、自主活动情况、发绀状态、面色情况、肢体水肿情况。除此之外,宏观表征采集表还包含了反映心力衰竭常见证候要素(气虚、血瘀、阳虚、水停)的等效指征。主动脉弓缩窄(TAC)小鼠模型宏观表征采集表见表 5-26。

表 5-26　心力衰竭小鼠一般性宏观表征观察表

小鼠一般性宏观表征观察表				
项目	类别	1	2	3
状态	精神状态	精神不振（如嗜睡）	正常	精神亢奋（如狂躁）
	活跃度	降低	正常	升高
	抓取反抗	反抗轻微、力弱	适度反抗	反抗剧烈
	自主活动	降低	正常	增强
	身体蜷缩	有	无	
目	神采	眯眼无神	灵活有神	瞪大突出
舌	舌色	淡红	暗红	暗紫
鼻	鼻色	色白	粉红	暗红或青紫
	鼻体	体小	大小适中	浮肿胖大
爪	颜色	淡白	淡红	暗紫
	爪体	瘦小	大小正常	浮肿胖大
	润泽	干涩脱屑	润泽适中	湿滑
皮毛	颜色	枯黄	正常	泛白
	整齐度	均匀整齐	局部不齐	全身凌乱
小便	颜色	清长	淡黄	深黄
大便	质地	稀软不成形	松软成形	硬结

通过旷场试验进行行为学的测定。小鼠旷场反应箱高度约为 35cm,底边为正方形,边长 75cm,旷场箱内壁涂黑,底面用黄线平均分为 25 个 15cm×15cm 小方格,旷场反应箱置于光线适中的观察室,旷场正上方约 2.3m 处安装有数码摄像头,确保摄像头视野可以覆盖整个旷场箱。实验记录前,先将小鼠放置观察室适应 15 分钟。记录时,将小鼠放置于用酒精清洁过的敞

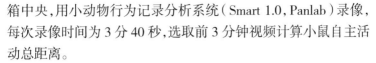

箱中央,用小动物行为记录分析系统(Smart 1.0, Panlab)录像,每次录像时间为3分40秒,选取前3分钟视频计算小鼠自主活动总距离。

小鼠鼻、后肢足底拍照具体方法如下:采用数码相机对术后6个时间点的小鼠鼻、后肢足底部位进行图像采集,图像采集过程采用顶棚日光灯照明方式完成。每次采集图像时,使用固定的对光角度,使用固定的桌面。采集图像时需要固定的两人配合操作,一人左手佩戴橡胶手套抓持小鼠适当部位固定,依次暴露小鼠鼻、后肢足底,与此同时,右手持比色卡固定于小鼠被采集信息部位的同一平面以配合拍照。该过程要求抓持小鼠时,不得使用暴力。拍摄照片实验人员拍摄同一部位的视野,尽量保持一致。

证候判定标准及方法主要包括:气虚证的诊断标准选用全国中西医结合虚证与老年病研究专业委员会于1986年5月修订的"中医虚证辨证参考标准"制订的气虚证候诊断标准。临床症状主要表现为神疲乏力、少气懒言、自汗、舌胖或有齿印、脉虚无力(弱、软、濡)。动物行为主要体现在小鼠旷场试验进总距离减少、活跃度降低、自主活动减少、抓取反抗度降低。

血瘀证诊断标准选用《中药新药临床研究指导原则》2002年版制订的血瘀证候诊断标准。临床指征主要表现为刺痛、痛有定处、拒按、脉络瘀血(诸如口唇、齿龈、爪甲紫暗、肤表赤缕,或腹部青筋外露)、皮下瘀斑、癥积、离经之血、舌质紫暗或有瘀斑、瘀点,舌脉粗张,脉涩、无脉或沉弦、弦迟;次症:肌肤甲错,肢体麻木或偏瘫,痴癫,狂躁,善忘,局部感觉异常,外伤史、手术史及人工流产史。转换为动物替代指征为口唇暗紫或色暗少华,鼻盘暗紫或色暗少华,足底暗紫或暗红少华,脏器淤血;次症包括肌肤甲错,外伤史、手术史。具备2项主症等效转化的指征,或具备1项主症等效转化的指征、2项次症等效转化的指征,可以诊断为血瘀证。水停证的诊断标准参考《中医诊断学》

水停证候的辨证要点。主要表现为肢体浮肿、小便不利，或腹大痞胀，舌淡胖大等，具备肢体浮肿或颜面浮肿表现，即可诊断为水停证。阳虚证的诊断标准参考《中医诊断学》阳虚证候的辨证要点。主要表现为畏寒肢冷、口淡不渴、尿清便溏、舌淡胖、脉沉迟无力等，其动物替代指征体现在气虚证候表现基础上，具备身体蜷缩，尿清便溏等表现，见表5-27。

表5-27　心力衰竭小鼠模型证候等效指标转换表

证候分型	临床表现	动物替代指征
气虚证	神疲乏力	活动度降低、抓力降低
	少气	应激呼吸频率增加
	舌胖有齿痕	舌体胖大，有齿痕
气虚血瘀证	刺痛、痛有定处、舌质紫暗或有瘀点、瘀斑、舌脉粗张、脉涩、无脉或沉弦、弦迟	口唇、鼻盘、足底暗紫或暗红少华，脏器淤血
	肌肤甲错，肢体麻木偏瘫，外伤手术	肌肤甲错，外伤手术
气虚血瘀证兼水停证	肢体浮肿，腹大痞胀，小便不利	肢体浮肿或颜面浮肿

　　小鼠心力衰竭病证结合动物模型宏观信息动态采集结果如下：术后2周小鼠表现出不同程度的活跃度降低、精神状态不振；鼻、唇、后肢足底颜色肉眼观察差异不显著。术后4周表现出活跃度降低、精神状态不振，自主活动减少、抓取反抗降低，伴有眯眼、眼睛无神；鼻、唇、后肢足底颜色肉眼观察无明显差异。术后6周模型组动物活跃度降低、精神状态不振，自主活动减少、抓取反抗降低，伴有眯眼、眼睛无神；鼻、唇、后肢足底颜色肉眼观察无明显差异。术后8周模型组动物活跃度降低、精神状态不振，自主活动减少、抓取反抗降低，眯眼、眼睛无神情况有不同程度的加重；鼻、唇、后肢足底颜色肉眼观察有不同程

度的暗紫或暗红无华。术后 12 周模型动物活跃度降低、精神状态不振,抓取反抗降低,自主活动减少,眯眼、眼睛无神显著;鼻、唇、后肢足底颜色肉眼观察有不同程度的暗紫或暗红无华,个别动物出现鼻体浮肿胖大和 / 或出现足底浮肿,按之凹陷,皮毛不齐,足底不洁,有个别动物出现呼吸窘迫,前肢抬高伴随身体僵硬状态随之死亡的情况。术后 16 周模型动物活跃度降低、精神状态不振,抓取反抗降低,自主活动减少,眯眼、眼睛无神显著;鼻、唇、后肢足底颜色肉眼观察有不同程度的暗紫或暗红无华,部分模型动物皮毛湿润、不齐,身体不洁,鼻体浮肿胖大和 / 或出现足底浮肿,按之凹陷,动物出现呼吸窘迫,前肢抬高伴随身体僵硬状态随之死亡的情况增多。

小鼠鼻盘照片图像 R 值、G 值、B 值术后 2 周至术后 6 周上调;术后 8 周至术后 16 周,R 值、G 值、B 值下调。旷场试验显示术后 2 周、4 周,模型小鼠的自主行进总距离均低于同期假手术组。超声结果显示小鼠术后 2 周即可出现左心室心肌肥厚病理改变,而心功能无明显改变;术后 4 周心功能指标降低直至术后 6 周差异显著;术后 8 周至 12 周心功能继续降低。术后 2 周至术后 16 周模型组心功能呈逐步下降趋势。

综上,主动脉弓缩窄术制备的昆明小鼠慢性心力衰竭动物模型,在不同时间窗表现出不同的证候特征,术后 4 周至术后 8 周之间,可判定为气虚证;术后 8 周至术后 12 周之间,为气虚血瘀证;术后 12 周起,可表现为气虚血瘀证兼水停证。

十一、大鼠抑郁症病证结合动物模型

(一)同一体质、同一致病因素不同发展阶段抑郁症大鼠证候属性及演变规律

确定了抑郁症大鼠稳定的证候时间窗

(1)慢性不可预知温和应激(CUMS)孤养造大鼠抑郁模型:慢性不可预知温和应激所采用的应激方式有禁食禁水 24h/ 次、鼠笼倾斜 30° 8 小时或过夜 / 次、潮湿饲养 8 小时或过夜 / 次、

4℃冰水游泳 5min/ 次、45℃热烘 5min/ 次、束缚 2h/ 次、夹尾 1min/ 次（使用止血钳夹在距离大鼠尾根 1cm 处，使大鼠发出哀叫即可）、36V 电击 1min 间隔 30s 共 30 次。将上述 8 种刺激随机安排，每天 1 种刺激，每种刺激平均出现，同种刺激不连续出现，以使动物不能预料刺激的发生。CUMS 的动物均单笼饲养。

（2）证候属性判别：基于前期研究基础，从宏观表征和行为学试验、微观理化指标、方剂反证"三维"判别疾病证候属性。

宏观表征和行为学试验主要包括：体重、糖水消耗试验、舌色 RGB 值、大便质地、旷场试验、悬挂试验、强迫游泳试验。

微观理化指标：5- 羟色胺，结合行为学试验判别疾病是否成立。

证候判别标准：

临床证候诊断标准为：具备主症 2 项和次症 1 项；大鼠证候诊断采用同样的标准：具备主要依据 2 项和次要依据 1 项。由于临床四诊信息中的"脉弦"目前还没有有效的大鼠等效转化方法，所以临床四诊信息中的三个主症对应了大鼠宏观表征的两个主要依据，但由于证候诊断标准没变，因此实际上大鼠证候诊断标准更为严格，证候特异性更高，具体见表 5-28。

表 5-28 肝郁证临床症状与大鼠宏观表征的等效转化表

临床四诊信息	大鼠宏观表征
主症	主要依据
—情志抑郁，喜叹息	—行为学评价（如旷场试验穿格次数减少等）
—胸胁或少腹胀闷窜痛	—悬挂时间缩短
—脉弦	
次症	次要依据
—纳差或食后胃脘胀满，嗳气	—体重增长缓慢，糖水偏嗜程度降低
—便溏	—大便次数增加、便稀

肝郁脾虚证临床证候诊断标准为具备主症 3 项或主症 2 项（胸胁或少腹胀闷窜痛必备）、次症 2 项,大鼠证候判别采用相同的标准:具备主要依据 3 项或主要依据 2 项（悬挂时间缩短必备）、次要依据 2 项。由于临床四诊信息中的"脉弦或细"目前还没有有效的大鼠等效转化方法,所以临床四诊信息中的 4 个次症对应了大鼠宏观表征的 3 个次要依据,但由于证候诊断标准没变,因此实际上大鼠证候诊断标准更为严格,证候特异性更高,具体见表 5-29。

表 5-29 肝郁脾虚证临床症状与大鼠宏观表征的等效转化表

临床四诊信息	大鼠宏观表征
主症	主要依据
—胸胁或少腹胀闷窜痛	—悬挂时间缩短
—食少纳呆	—体重增长缓慢、糖水偏嗜程度降低
—便溏不爽	—大便次数增加、便稀
次症	次要依据
—情绪抑郁或急躁易怒,善太息	—行为学评价（如旷场试验穿格次数减少等）
—肠鸣矢气、腹痛即泻,泻后痛减	—拉尾排便次数增加
—舌苔白或腻	—舌色 RGB 值中 R 值变化不明显或舌体多津
—脉弦或细	

（3）在疾病确立的情况下依据证候判别标准,初步得出抑郁症大鼠肝郁证/肝郁脾虚证证候的时间窗,然后重复实验进行方剂反证

方剂反证:肝郁证对应反证方剂为柴胡疏肝散,肝郁脾虚证对应反证方剂为逍遥散。根据《中华人民共和国国家标准——中医临床诊疗术语证候部分》和《中药新药临床研究指

导原则（2002 版）》中肝郁证和肝郁脾虚证证候疗效判定标准，制定抑郁症大鼠宏观表征采集量表。CUMS 前、给药前和给药时均填写宏观表征采集量表。CUMS 开始后，在上述实验中初步得出的抑郁症肝郁证／肝郁脾虚证证候时间窗给予相应方剂。根据《中药新药临床研究指导原则（2002 版）》中的证候疗效判定标准，在肝郁证／肝郁脾虚证时间窗内服用柴胡疏肝散／逍遥散后其临床症状、体征均有好转，证候积分减少≥30%说明该证候的判别是可靠的。

填写宏观表征采集量表时，聘请专人对抑郁症肝郁证大鼠进行一般状态（精神状态、活动度等）、舌（舌体、舌色等）、耳、爪（血管数量等）、毛（颜色、润泽度等）、大小便（颜色等）等多项症状体征进行判别，并进行证候积分，整个过程采用分数盲法，即判别者不知道每项对应的积分。

通过基础测量（体重和糖水消耗试验）、宏观表征（舌、爪图像 R 值和宏观表征采集量表）、行为学（旷场试验、强迫游泳试验）、微观理化指标（5-HT）、方剂反证（柴胡疏肝散反证抑郁症肝郁证，逍遥散反证抑郁症肝郁脾虚证），判别抑郁症大鼠肝郁证稳定的证候时间窗为应激 4~6 周时，抑郁症大鼠肝郁脾虚证稳定的证候时间窗为应激 6~8 周时，经方剂反证该证候的时间窗是可靠的。具体而言，慢性不可预知温和应激（CUMS）大鼠肝郁证出现于 CUMS 后 4 周，CUMS 后 6 周时数量达到最大值占比约 60%，往后数量逐渐下降；肝郁脾虚证出现于 CUMS 后 6 周，CUMS 后 8 周时数量达到最大值占比约 42%（肝郁证大鼠的 70% 左右），往后数量逐渐下降。重复实验也表明抑郁症肝郁证病证结合大鼠模型是可以复制的。

（二）同一体质、不同致病因素下抑郁症动物模型的稳定性及证候特点

采用慢性不可预知温和应激（CUMS）和腹腔注射利血平两种方法建立大鼠抑郁症模型，通过体重测定、糖水消耗实验、

行为学测定、临床症状等效转化为大鼠宏观表征等方法来进行大鼠的证候判别。Elisa 法测定血清中 5- 羟色胺含量,免疫组织化学法测定脑组织海马 CA-2 区 5- 羟色胺含量。

综合各时间点各组大鼠体重值、糖水偏嗜程度、行为学指标、宏观表征舌色 RGB 值得出:CUMS 组和利血平组大鼠在干预 2 周后均出现了抑郁状态;CUMS 组大鼠应激 6 周后出现肝郁脾虚证,利血平组大鼠注射药物 4 周后出现肝郁脾虚证。与正常组相比,CUMS 组和利血平组大鼠干预 8 周后脑组织 5-HT 含量降低($P<0.05$),血清和小肠组织 5-HT 含量持续升高($P<0.05$)且升高的程度两组大鼠在不同时期存在差异。

方剂反证:根据两种模型的证候时间窗,CUMS 组肝郁脾虚证大鼠在应激 6 周后予逍遥散灌胃,利血平组肝郁脾虚证大鼠在注射药物 4 周后予逍遥散灌胃,对于服用逍遥散后证候发生变化的大鼠停止使用逍遥散,但是指标检测和数据统计时仍将其计入。通过体重、糖水消耗实验、行为学测定、宏观表征量表积分等指标的测定评估逍遥散对肝郁脾虚证大鼠的影响。各组抑郁症肝郁脾虚证大鼠在逍遥散灌胃后,体重值、糖水偏嗜程度、旷场试验穿格次数和活动总距离、强迫游泳试验中出现不动状态时间均与模型组同期相比有不同程度的改善,大鼠舌体 R 值两实验相比无明显差异。同时,在本实验中我们还对各组大鼠在逍遥散服用前及服用后各时间点进行了宏观表征采集量表积分,发现在大鼠服用逍遥散后宏观表征采集量表积分逐渐升高,逍遥散对抑郁症肝郁脾虚证的证候疗效是有效的,说明证候时间窗是可靠的。

十二、大鼠肠易激综合征病证结合动物模型

（一）不同致病因素下肠易激综合征动物模型的特点

1. 孤养加慢性不可预见性应激肠易激综合征（IBS）大鼠模型 SD 大鼠随机分为对照组与模型组。对照组大鼠常规饲养,模型组大鼠单笼孤养,并施加以慢性不可预见性的刺激。刺激因子包括:禁水、禁食、昼夜颠倒、冷刺激、热刺激、致痛、制动 7

种。刺激因子种类随机安排,每日一种,每种刺激不连续出现,使动物不能预料刺激的发生。每只动物连续遭受上述刺激共 8 周,每种刺激各出现 8 次,对照组不予任何刺激。

2. 新生鼠母子分离复合应激肠易激综合征大鼠模型（MS） SD 大鼠,每窝 10 只幼鼠与一只母鼠共同饲养。新生鼠母子分离实验,幼鼠出生后第 2 天,将母鼠与幼鼠每天分离 3 小时,连续 21 天,第 22 天断奶,第 30 天分笼饲养。第 42 天成年后开始施加束缚应激。

采用上述两种方法建立 IBS 大鼠疾病模型,但试验过程中发现孤养加慢性不可预见性应激方法建立的 IBS 模型大鼠出现体重增长迟滞、体质量较对照组显著下降现象,不符合 IBS 非消耗性疾病的特点。同时,母婴分离应激能够导致大鼠下丘脑 - 垂体 - 肾上腺轴（HPA）功能亢进,这一效应可持续至青少年、甚至成年。认为该模型可以更好地模拟机体肝疏泄功能异常状态,从而造成机体后期应对应激刺激时的适应能力异常。故确定以母婴分离应激方法建立 IBS 大鼠疾病模型。

（二）新生鼠母子分离复合应激肠易激综合征大鼠模型（MS）证候属性初步判别

参考标准为 2003 年中西医结合消化系统疾病专业委员会制定的"IBS 中西医结合诊疗方案"。通过全面、动态采集 IBS 大鼠宏观表征及利用行为学试验（糖水消耗、旷场试验等）,结果发现：MS 大鼠生长状态分离组与对照组新生大鼠体重在 PND 2 相似；在分离过程中直至 PND 36,分离组大鼠体重稍轻于对照组；而后分离组大鼠体重增长快于对照组,但从新生期至成年分离组与对照组大鼠体重未见显著性差异（$P>0.05$）,提示母婴分离应激未母婴分离大鼠结直肠扩张引起 AWR-3 和 AWR-4 分的容量阈值显著降低,分别下降了 23.9% 和 24.3%（$P<0.01$）,提示母婴分离应激导致大鼠成年后内脏感觉过敏,出现内脏痛觉高敏现象。早期分离应激与成年后的急性应激对成年大鼠肠道转运能力的影响存在交互作用,而早期应激促使肠道运动性的调节

能力出现异常,表现为对后期应激刺激更为易感。在新环境应激(旷场试验)过程中,模型组大鼠粪便排出量较对照组显著增多($P<0.05$)。旷场试验大鼠行动轨迹,与对照组相比,模型组大鼠直立次数和清洁次数明显减少($P<0.05$),总运动距离和穿格数有所减少,中央区停留时间显著减少,粪便排泄量明显增加,提示模型大鼠探究行为减少,对新环境适应能力减弱,出现明显的焦虑情绪。糖水试验结果显示,模型组大鼠蔗糖溶液摄入量较对照组显著减少($3.6g ± 0.4g$ vs. $5.3g ± 0.8g$,$P<0.05$),糖水偏嗜度也由对照组的73%下降至66%。结合临床四诊信息与动物宏观表征之间的等效转换,具体见表5-30,初步判定肠易激综合征大鼠模型应激后6~8周90%出现肝郁脾虚证。

表 5-30 肠易激综合征肝郁脾虚证大鼠证候等效指标转换表

临床证候诊断标准: 参照2003版《IBS中西医结合诊疗方案》		动物宏观表征等效转化:	
主症	腹痛即泻,泻后痛缓(常因恼怒或精神紧张而发作或加重)	主要依据	应激后结肠转运增强,大便粒数增加、体积增大
	少腹拘急		内脏敏感性增高
	胸胁胀满窜痛		
	脉弦或弦细		
次症	情志抑郁,善太息	次要依据	旷场穿格次数和总活动距离少
	急躁易怒		中央区停留时间减少
	便下黏液		糖水摄入减少
	纳呆腹胀、肠鸣矢气		大便稀
			毛色异常、易激惹

注:临床证型确定:具备主症2项加次症2项,或主症1项加次症3项;大鼠证候判别:疾病诊断依据 + 证候主要依据2项或证候主要依据1项、次要依据2项;

疾病诊断依据:腹痛,腹泻增加,结肠功能亢进,排除肠道器质性病变。

（三）肠易激综合征肝郁脾虚证时间窗方剂反证

选取痛泻要方、四逆散、四君子汤和匹维溴铵四种药物干预模型动物,分组为痛泻要方组、四逆散组、四君子汤 + 四逆散组、匹维溴铵组和溶酶对照组及正常对照组,给药 2 周后,对其进行宏观表征评分、行为学、肠道敏感性及转运功能等各指标检测,综合判断前期肝郁脾虚证候时间窗的可靠性。

研究发现,痛泻要方、四逆散及四逆散和四君子汤联合应用以及阳性对照药匹维溴铵均可缓解肝郁脾虚证 IBS 大鼠肠道症状,表现为改善肠道痛觉的高敏和应激后结肠转运功能的亢进。同时痛泻要方、养血疏肝方四逆散及四逆散和四君子汤联合应用同时改善模型大鼠精神行为学症状,如抑郁样及焦虑样行为学表现,但匹维溴铵没有此疗效,具体见表 5-31,表明前期所确定的肠易激综合征肝郁脾虚证证候时间窗可靠。

表 5-31　各组方对肠易激综合征肝郁脾虚证大鼠症状的改善作用

观测指标	痛泻要方	四逆散	四逆散 + 四君子汤	匹维溴铵
体重变化	－	－	－	－
大便性状、数量	＋	＋	＋	＋
糖水偏爱度下降	－	－	－	－
旷场试验得分	＋	＋	＋	－
肠道高敏感性	＋	＋	＋	＋

十三、大鼠肝纤维化病证结合动物模型

（一）不同致病因素下肝纤维化疾病动物模型的特点

采用皮下注射与腹腔注射四氯化碳两种肝纤维化造模方式进行筛选,但腹腔注射四氯化碳死亡率过高,在实验阶段即遭到淘汰。皮下注射造模方式,肝纤维化病理分级变化明显与稳定,连续十周注射造模期间,随着造模时间的延长,模型组肝

纤维化进程(分级)S1、S2、S3与S4期可区分,病理改变集中在4~10周。肝细胞变性、坏死,逐渐形成纤维间隔,肝小叶结构紊乱,最终形成假小叶,符合肝纤维化假小叶病理形成,时间稳定,且死亡率低,因此选择皮下注射四氯化碳肝纤维化造模方式。

(二)肝纤维化模型证候属性的判别

通过全面、动态采集肝纤维化大鼠宏观表征及行为学试验(高架十字、旷场试验等),发现肝纤维化模型大鼠3周后活动度下降,进食量减少、大便次数增多,质地稀溏多,抓力持续下降:较正常组有所降低,表明模型大鼠有持续拉力下降期,模型组体重增加减缓,高架十字实验4~9周出现情绪焦虑、低下,4~9周模型组大鼠进入开放臂次数百分比(OE%)和在开放臂停留时间百分比(OT%)较对照组显著降低,而总进臂次数(OE+CE)和总进臂时间(OT+CT)差异均无显著性。结合临床四诊信息与动物宏观表征之间的等效转换,具体见表5-32,初步确定肝纤维化大鼠4~9周为肝气郁结证。

表5-32 肝纤维化肝气郁结证大鼠证候等效指标转换表

证候	肝气郁结证
临床诊断标准:	2011年《肝硬化中西医诊疗共识》
主症与次症	主症:①胁肋胀痛或窜痛;②急躁易怒,喜太息;③口干口苦或咽部有异物感;④脉弦 次症:①纳差或食后胃脘胀满;②便溏;③腹胀;④嗳气;⑤乳房胀痛或结块 证型确定:具备主症2项和次症1或2项即可诊断
动物模型等效转化	主要依据:高架十字或旷场试验、体重增长、抓力测试 次要依据:大便性状质地,排便次数

(三)肝纤维化肝气郁结证时间窗方剂反证

将150只雄性SD大鼠分为正常组20只和四氯化碳模型组130只,造模4周后根据前期证候判别标准对大鼠进行肝气郁结证证候判别,并对肝气郁结大鼠随机分为证候模型组20只,柴胡疏肝散组30只,四逆散组30只,秋水仙碱组30只,逍遥散组10只。给药8周后取材。

宏观表征评分:造模2周大鼠不表现明显的疾病和证候模型,模型组与正常组间无明显区别;造模3周开始,部分造模大鼠出现一定的症状体征,辨证符合肝气郁结证,约占全部造模大鼠的33.3%;造模4周时,肝气郁结证症状出现率明显增加,大约有77.8%的大鼠处于肝气郁结证。宏观表征评分结果如下:造模第1周正常组、证候模型组和各治疗组之间无统计学差异;造模第2周、第3周、第4周,证候模型组、各治疗组积分显著高于正常组,并且这种趋势持续到造模12周结束;造模第5周,即灌胃第1周,柴胡疏肝散组、四逆散组及逍遥散组积分显著低于证候模型组($P<0.05$);造模第6周,即灌胃第2周,各治疗组积分均显著低于证候模型组($P<0.05$);造模第7周,即灌胃第3周,柴胡疏肝散组、逍遥散组积分显著低于证候模型组($P<0.05$);造模第8周、第9周,即灌胃第4、5周,各治疗组积分均显著低于证候模型组($P<0.05$);造模第10周、11周,即灌胃第6、7周,柴胡疏肝散组、秋水仙碱组、逍遥散组积分显著低于模型组($P<0.05$);造模12周,即灌胃第8周,各治疗组积分均显著低于模型组($P<0.05$)。

体重:造模前2周正常组与模型组无显著差异($P>0.05$);造模第3周起,证候模型组、柴胡疏肝散组和四逆散组体重与正常组相比显著性降低($P<0.05$),而秋水仙碱组与正常组无显著性差异;造模第4周,剔除非证候大鼠(未显示),将证候模型组大鼠随机分为模型组、柴胡疏肝散组、四逆散和秋水仙碱组,此时证候模型组组间无显著性差异($P>0.05$),模型组与正常组有显著性差异($P<0.05$)。造模5周起,给药组与模型组之间出现显著性差异($P<0.05$),并且与正常组有显著性差异($P<0.05$),该趋势一直持续到12周造模及给药结束,并且持续到造模结束。

抓力:造模第1周与第3周,正常组与模型组抓力无显著性差异(P>0.05),模型组各组之间无明显差异;造模第5周时,证候模型组抓力值与正常组相比明显降低(P<0.05),并且这种差异持续到造模11周;造模第5周时,柴胡疏肝散组和秋水仙碱组与证候模型组相比有显著性差异(P<0.05),柴胡疏肝散组与秋水仙碱组均高于模型组,并且显著低于正常组(P<0.05);造模第7周起,证候模型组各组之间缺乏统计学差异(P>0.05)。

旷场试验:旷场总距离:造模前、造模2周,正常组与模型组之间无显著性差异,未实际分治疗组及给予治疗;造模4周,证候模型组、各治疗组比正常组总距离显著降低(P<0.05),各治疗组之间无显著性差异,并且这种趋势一直持续到造模8周。造模10周(给药6周),证候模型组比正常组总距离显著性降低(P<0.05),柴胡疏肝散组、四逆散组、秋水仙碱组比证候模型组显著性增加(P<0.05),与正常组无显著性差异;造模12周,证候模型组比正常组总距离降低,但缺乏显著性差异,各治疗组与正常组相比缺乏显著性差异;旷场穿格次数:造模前、造模2周,正常组与模型组之间无显著性差异,未实际分治疗组及给予治疗;造模4周,证候模型组、各治疗组比正常组总距离显著降低(P<0.05),各治疗组之间无显著性差异,并且这种趋势一致持续到造模8周。造模10周,证候模型组、四逆散组、柴胡疏肝散组比正常组总距离显著性降低(P<0.05),但秋水仙碱组比证候模型组总距离显著性增加(P<0.05),并且与正常组之间无显著性差异;造模12周,证候模型组比正常组总距离降低,各治疗组比证候模型组增加,但均缺乏显著性差异,各治疗组与正常组相比缺乏显著性差异。

血清门冬氨酸氨基转移酶(AST)、丙氨酸氨基转移酶(ALT):证候模型组显著高于正常组和各治疗组(P<0.05);各治疗组显著低于模型组(P<0.05),各治疗组之间无统计学差异。

血清Ⅳ-C、LN、HA、TGF-β：Ⅳ型胶原（Ⅳ-C）证候模型组比正常组显著升高（$P<0.05$）；柴胡疏肝散组、四逆散组比证候模型组显著降低；秋水仙碱组、逍遥散组比证候模型组明显降低（$P=0.056$）和（$P=0.054$），各治疗组之间无显著性差异。

层粘连蛋白（LN）：证候模型组比正常组显著升高（$P<0.05$）；各治疗组均比证候模型组显著降低（$P<0.05$），各治疗组与正常组之间、各治疗组之间无显著性差异；非证候模型组显著低于证候模型组（$P<0.05$），各治疗组与非模型组之间无显著性差异。

血清透明质酸（HA）：证候模型组、秋水仙碱组比正常组显著升高（$P<0.05$）；其余各治疗组均比证候模型组显著降低（$P<0.05$），各治疗组之间无显著性差异；非证候模型组显著低于证候模型组和秋水仙碱组（$P<0.05$），其余各治疗组与非模型组之间无显著性差异。

转化生长因子-β（TGF-β）：证候模型组及各治疗组均比正常组显著升高（$P<0.05$）；各治疗组均比证候模型组显著降低（$P<0.05$），各治疗组之间无显著性差异；非证候模型组显著低于证候模型组（$P<0.05$），柴胡疏肝散组、四逆散组，其余各治疗组与非模型组之间无显著性差异。

病理切片：造模4周，证候模型组出现肝细胞大片增大变形，有的胞质颜色变淡，胞浆疏松，胞体增大，细胞界限不清，呈渗出性炎症表现；有的出现胞质透明化，呈气球样变。肝细胞核大小不等，细胞界限不清，无明显的肝板结构，肝窦结构不清。汇管区周围肝组织结构不清，远端呈放射状细胞变性，以胞浆色淡或气球样变为主，处于S3期。

造模8周，大鼠肝脏切片内可见成纤维细胞增生，有胶原纤维形成的结缔组织。汇管区周围细胞变性坏死明显，结缔组织增生明显，无肝板、肝血窦结构，肝细胞大量出现气球样变，并且出现大量肝细胞空泡样坏死，尚可见较正常组织和病变组织交替出现,病变组织多于正常组织。简化 Masson 染色显示,可见汇管区结缔组织异常增生,但无胶原沉积。处于 S3 期。同时期各治疗组显示病理程度较证候模型组更轻,空泡样坏死面积小于证候模型组;结缔组织增生少于证候模型组,肝细胞完整度更高,肝细胞结构相对正常,均无胶原沉积。

造模 12 周,大鼠肝脏切片无中央静脉、肝小叶及汇管区正常结构,可见大量结缔组织连接成为的大小不一的环形假小叶,假小叶包裹内肝细胞群结构不清,无肝板、肝血窦正常形态,肝细胞大片坏死,无正常结构,坏死处可见大量空泡;现存的肝细胞边界不清,核大小不等,胞质内可见大量大小不一脂滴,符合肝纤维化胶原沉积,破坏肝组织结构。假小叶结构出现,证候模型组已出现早期肝硬化,处于 S4 期。各治疗组均可见结缔组织增生及胶原,但尚未链接成环状假小叶结构;且可见大量炎症细胞浸润及再生肝细胞团,其细胞边界不清,但尚可见正常细胞结构泡。简化 Masson 染色显示,形成假小叶结构的成分为胶原,呈丝带样特征性表现,并被苯胺蓝染为亮蓝色,符合肝纤维化胶原沉积,破坏肝组织结构。假小叶结构出现,证候模型组已出现早期肝硬化,处于 S4 期。各治疗组均可见结缔组织增生及胶原,但尚未链接成环状假小叶结构;可见大量炎症细胞浸润,可见再生肝细胞团,其细胞边界不清,但尚可见正常细胞结构。

结论:对证方与次对证方在体重、宏观表征评分以及肝纤维化疾病严重度的特征性指标上均可得到改善,证明前期肝纤维化肝气郁结证的时间窗具有可靠性。

十四、大鼠慢性阻塞性肺疾病病证结合动物模型

（一）慢性阻塞性肺疾病气虚证及痰实证症状等效指标转换

根据 2019 年《慢性阻塞性肺疾病中医诊疗指南》中的描述,慢性阻塞性肺疾病（chronic obstructive pulmonary disease, COPD）证候可分为气虚证、痰实证、肺肾气阴两虚证和血瘀证;其中肺

气虚、肺脾气虚、肺肾气虚可归纳为气虚证,痰热壅肺、痰浊阻肺和痰蒙神窍可归为痰实证。为确保模型动物证候判别的准确性,对 COPD 动物实验的证候研究指标与慢性阻塞性肺疾病各项临床证候诊断指标进行等效指标转换,见表 5-33。

表 5-33 慢性阻塞性肺疾病大鼠模型证候等效指标转换表

证候	气虚证(肺气虚、肺脾气虚和肺肾气虚)	痰实证(痰热壅肺、痰浊阻肺和痰蒙神窍)
临床诊断标	2019 年《慢性阻塞性肺疾病中医诊疗指南》	2019 年《慢性阻塞性肺疾病中医诊疗指南》
主症与次症	主症:①神疲乏力;②气短懒言;③喘息,动则加重 次症:①恶风自汗;②舌淡苔白或有齿痕;③脉沉虚 证型确定:具备主症 2 项和次症 1 或 2 项即可诊断	主症:①喘息气急;②痰多质黏,色黄或色白 次症:①舌质淡或红;②舌淡白腻或黄腻;③脉滑数 证型确定:具备主症 2 项和次症 1 或 2 项即可诊断
动物模型等效转化	主要依据:旷场试验、体重增长、抓力测试 次要依据:自主活动,抓取反抗	主要依据:旷场试验、体重增长、抓力测试、痰多色黄 次要依据:大便黏稠,小便色黄

（二）大鼠 COPD 模型宏观信息动态采集

中医治疗疾病方法上注重望闻问切,对慢性阻塞性肺疾病模型大鼠各项宏观表征的观察也能从宏观维度上佐证气虚证证候发生、发展的时间窗规律。通过对各组大鼠连续观察 14 周,发现两组模型大鼠第 10~12 周表现出显著的自主活动和抓取反抗下降、舌面爪甲颜色较淡、扎堆喜卧、毛发枯燥无光泽;12周末,这些症状逐渐消失,14 周时,症状大部分消失。在体重方面上,造模第 3 周起 LPS 组、LPS 联合烟熏组体重增幅显著下降,LPS联合烟熏组体重增幅下降更为显著,并且持续到造模14周。在抓力检测方面,考虑到抓力测试频率太高会使大鼠适应抓力检测,不能反映真实大鼠抓力情况,所以两周进行一次大鼠抓力实验测试。LPS组在第10周时抓力平均值和最大值显著降低,LPS联合烟熏组第10周、第12周抓力平均值和最大值均降低,到第14周时则恢复正常。在旷场行为方面,LPS组从第10周开始,旷场总距离显著降低,一直持续到14周,旷场最远行走距离从第12周开始显著减少,且一直持续到14周;LPS联合烟熏组从第2周开始,旷场总距离显著减少,一直持续到14周。旷场最远行走距离从第8周开始显著减少,一直持续到12周。

结合证候评价指标及疾病评价指标,LPS组和LPS联合烟熏组大鼠在10周至12周期间症状表现符合我们对气虚证证候判别标准。第10周前,模型组大鼠在受到持续的烟熏或LPS气管滴入刺激,表现出部分COPD症状表现,但并未出现显著的虚证表现;随着疾病刺激因素的不断累积,模型组大鼠病情加重,开始出现显著的虚证症状,此证候表现一直持续到12周,且LPS联合烟熏组大鼠12周时气虚证表现最为显著。在13周至14周期间,随着大鼠对机体功能的调节,此时模型组大鼠气虚证证候开始改善,宏观表征观察结果主要表现为两组模型大鼠均出现抓取反抗和自主活动增强,抓力和旷场试验结果也得到部分改善,但疾病表现依然存在。

笔者团队在之前的病证结合动物模型研究中提出了中医证候形成的"三因"理论,即"致病因素""遗传体质"和"疾病发展阶段"。在慢性阻塞性肺疾病气虚证病证结合大鼠模型的建立过程中,我们发现不同的致病因素在同一时间窗对大鼠证候影响的轻重是不同的。在同一种致病因素建立疾病模型过程中,同一组模型大鼠在同一时间窗的证候性质或种类也并不完全一致,如LPS联合烟熏组大鼠在第10周气虚证证候成模时,同组大鼠有部分则表现出非气虚证证候,这些结果也侧面反映出大鼠遗传体质在病证结合动物模型造模中的重要性。此外,在同一致病因素模型建立过程中,我们更可以观察到在不同时间窗模型动物会表现出不同的证候症状,如 LPS 联合烟熏组大鼠在第 10 周至第 12 周大多表现气虚证证候,在 12 周后则向非气虚证转变,体现了"三因"理论中疾病发展阶段在病证结合模型建立中的重要性。

综上,采用 SD 雄性大鼠,单纯肺部滴入 LPS 和肺部滴入 LPS 联合烟熏,均可获得良好的慢性阻塞性肺疾病模型。通过宏观表征观察及相关行为学检测,参考慢性阻塞性肺疾病、气虚证及痰实证的诊断标准进行辨病、辨证,可得出结论:①在第 10 周至第 12 周期间,慢性阻塞性肺疾病大鼠模型均建立成功。②在第 10 周至第 12 周期间,两种方法建立的慢性阻塞性肺疾病模型大鼠均符合气虚证大鼠诊断标准,LPS 联合烟熏组大鼠气虚证症状表现程度更加显著。

第四节　病证结合动物模型在
临床前药效评价中的应用

笔者团队基于上述病证结合动物模型应用于 4 种中药新药的临床前药理药效研究,验证了模型的稳定性与可靠性,显示了临床前药理药效评价的优势。不仅再现了中药复方既往药理药效机制,同时拓展了药理作用与环节,还能提高临床前研究与临床之间的转化效率,促进中药创新药物的研发。

一、芪参益气滴丸

其主要作用包括升高射血分数,改善心功能;显著升高降钙素基因相关肽(CGRP)水平,降低血浆内皮素(ET)水平,能够提高收缩和舒张末左心室内压力上升的最大速率;降低大鼠心肌血管紧张素Ⅱ(Ang Ⅱ)、TNF-α 水平,调节钙通路等新的药理机制;宏观表征层面能够显著降低小型猪血瘀证积分;延长大鼠游泳力竭时间、降低呼吸频率、改善小型猪舌 RGB 值,但该药药效未在既往临床前研究中评价。

二、芪参颗粒

我们采用左冠脉前降支主干放置 Ameroid 缩窄环法复制小型猪冠心病心功能不全气虚血瘀证动物模型,以假手术组作为对照组,并在术后 3 周对模型动物进行评价,并给予对证中药复方芪参颗粒(分为高、中、低剂量组),以及已经上市的西药阳性药地高辛、中药阳性药芪参益气滴丸进行治疗,从疾病、证候、主要症状、生物学指标多个层面对其药效结果进行动态观察和系统评价。

通过与地高辛比较,发现两者均可提高 EF 值,改善心功能,但是芪参颗粒还可显著改善心肌重塑,降低 Ang II、血管紧张素受体(AT$_1$)、肾素(rennin)水平,降低舒张收缩末容积,而地高辛无此作用。与此同时,相较于地高辛,芪参颗粒还能够改善气虚血瘀证及相关表征,如改善动物爪甲、舌色紫暗程度,提高大鼠呼吸频率。

三、麝香通心滴丸

采用左冠状动脉前降支结扎术改良的心肌缺血再灌注大鼠模型,从证候和疾病两方面多指标对其药效进行系统性评价。在疾病层面,麝香通心滴丸可升高 EF 和 FS 值,改善心功能;调控 β-MyHC、TGF-β1、Col-1,改善微血管损伤,抑制心肌肥大;增加大鼠心肌组织微血管数量,减少 cTnI 的含量,改善微循环障碍,促进血管新生;降低 TNF-α、IL-6 和 IL-1β 水平,增强抗炎和血管内皮功能的改善。从证候层面观察,麝香通心滴丸可增强大鼠运动及反应能力,恢复被毛光泽,改善耳郭与爪甲紫暗状态,调节呼吸频率,明显改善心肌缺血气虚血瘀证相关表征。

四、丹 七 片

从疾病层面观察,丹七片可有效改善小型猪慢性心肌缺血与小鼠左室舒缩功能,提高 EF 值,改善心功能;升高血浆

6-K-PGF1α 水平,改善红细胞变形能力,减少心肌纤维化重构;降低血清总胆固醇、甘油三酯及 LDL-C 水平,减少血小板聚集、降低血栓形成风险;下调小鼠 mTOR 磷酸化水平,上调 Beclin1 和 LAMP1 水平,调控自噬与能量代谢等药理机制。从证候层面观察,丹七片对大鼠和小型猪血瘀证模型相关表征的影响,在生物学指标层面,可明显抑制血瘀模型微观指标全血黏度的增高,在宏观表征层面,能够改善精神状况、饮食和二便、爪甲舌色紫暗及打斗与竖毛情况。

参 考 文 献

[1] LITVAK J, SIDERIDES L E, VINEBERG A M. The experimental production of coronary artery insufficiency and occlusion [J]. American heart journal, 1957, 53 (4): 505-518.

[2] LUNNEY J K. Advances in swine biomedical model genomics [J]. International journal of biological sciences, 2007, 3 (3): 179-184.

[3] GÓMEZ F A, BALLESTEROS L E. Morphologic expression of the left coronary artery in pigs. An approach in relation to human heart [J]. Revista Brasileira de Cirurgia Cardiovascular: Orgao Oficial Da Sociedade Brasileira de Cirurgia Cardiovascular, 2014, 29 (2): 214-220.

[4] 陈可冀, 俞国瑞, 褚湘耀, 等. 关于中西医结合防治冠心病心绞痛和心律失常的若干问题 [J]. 中华内科杂志, 1980, (1): 67-69.

[5] 中国中西医结合研究会活血化瘀专业委员会. 血瘀证诊断标准 [J]. 中西医结合杂志, 1987, (3): 129.

[6] 沈自尹, 王文健. 中医虚证辨证参考标准 [J]. 中西医结合杂志, 1986, (10): 598.

[7] 郭淑贞. 血瘀证(心肌缺血)动物模型及其相关蛋白质组学研究 [D]. 北京: 北京中医药大学, 2007.

[8] 王勇. 冠心病(心肌缺血)气虚血瘀证特征组合模式的系统生物学研究 [D]. 北京: 北京中医药大学, 2011.

[9] 仇琪,王勇,杨克旭,等. 益心解毒方对 Ameroid 缩窄环致气虚血瘀小型猪证候表征的影响[J]. 中国中医基础医学杂志,2014,20(5):589-592.

[10] 啜文静. 芪参颗粒治疗心功能不全气虚血瘀证的机制研究[D]. 北京:北京中医药大学,2014.

[11] 黄明,熊可,李霄,等. 心力衰竭动物模型的研究进展[J]. 天津中医药大学学报,2019,38(6):534-540.

[12] 中国心胸血管麻醉学会精准医疗分会标准委员会. 常见大、小鼠实验性心血管病模型专家共识[J]. 中国中西医结合杂志,2022,42(8):922-932.

[13] 戴闺柱. 心力衰竭诊断与治疗研究进展[J]. 中华心血管病杂志,2003(9):3-7.

[14] 李春. 心肌缺血心功能不全证候生物学基础与益心解毒方药理药效机制的实验研究[D]. 北京:北京中医药大学,2012.

[15] 马雪玲,李玉波,陈建新,等. 自发性高血压大鼠中医证候及其理化指标相关性研究[J]. 世界中医药,2013,(2):134-137.

[16] 薛晓兴,李玉波,廉洪建,等. 高血压肝火亢盛证动物模型相关指标的研究[J]. 中国实验方剂学杂志,2015,(8):97-101.

[17] MOGELVANG R, HAAHRPEDERSEN S, BJERRE M, et al. Osteoprotegerin improves risk detection by traditional cardiovascular risk factors and hsCRP[J]. Heart,2013,99(2):106-110.

[18] WU A, ZHANG D, GAO Y, et al. The correlation between high-sensitivity C-reactive protein, Matrix Metallopeptidase 9, and traditional Chinese medicine syndrome in patients with hypertension[J]. Evidence-based complementary and alternative medicine:eCAM,2013,2013(10):780937.

[19] 张长群,许骥,张娈和,等. 原发性高血压患者血清高敏 C 反应蛋白、脂联素、一氧化氮和内皮素 1 水平的变化[J]. 中华高血压杂志,2014,(11):1078-1080.

［20］中国中西医结合学会心血管分会.冠心病中医辨证标准［J］.中西医结合杂志,1991,11（5）:257.

［21］刘涛,徐秋玲,杨叔禹.高脂饮食诱导痰湿证动物模型的建立与评价［J］.长春中医药大学学报,2009,25（3）:333-335.

［22］李欣志,刘建勋,任建勋,等.痰瘀互结证冠心病小型猪模型的建立［J］.中国中西医结合杂志,2009,29（3）:228-232.

［23］潘永明,陈亮,徐剑钦,等.WHBE兔痰瘀证心肌缺血模型的建立［J］.中国比较医学杂志,2013,23（11）:1-6.

［24］弓铭.冠心病复合高血糖病证结合动物模型的建立及其生物学基础研究［D］.北京:北京中医药大学,2020.

［25］梁丽娜,李晓宇.动物模型在中医眼科研究中的应用思考［J］.中国中医眼科杂志,2022,32（08）:589-593.

［26］马雪玲.高血压病证结合动物模型及其肝火亢盛证的生物学基础研究［D］.北京:北京中医药大学,2013.

［27］赵慧辉,郭书文,王伟.病证结合动物模型判定标准的建立［J］.北京中医药大学学报,2009,32（6）:365-367,373.

［28］卢令慧,王景,曹愿,等.冠心病复合高血脂状态病证结合动物模型的建立与评价［J］.中华中医药杂志,2016,31（5）:1816-1821.

［29］傅柳,严小军,尚广彬,等.肝纤维化病证结合动物模型的建立及评价方法研究进展［J］.中华中医药杂志,2022,37（6）:3330-3334.

［30］郭淑贞,王伟.中医证候形成的"三因"理论［J］.中医杂志,2020,61（17）:1493-1497.

［31］焦文超,罗慧,唐家杨,等.溃疡性结肠炎模型大鼠脾虚湿蕴证辨识方法研究［J］.北京中医药大学学报,2020,43（9）:738-745.

［32］谭欣.创新建立中医证候动物模型［N］.中国中医药报,2013-01-31（002）.

［33］刘蕾,王伟,郭淑贞,等.小型猪慢性心肌缺血模型四诊信息采集的方法探索［J］.中华中医药学刊,2008（7）:1438-1440.

［34］王佳佳.基于证候要素的溃疡性结肠炎辨证量表的初步研究［D］.

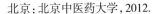

北京:北京中医药大学,2012.

[35] 吴晏,韩静,黄黎明,等.2型糖尿病模型大鼠表征及其证候动态演变 [J].中华中医药杂志,2011,26(11):2533-2537.

[36] 吴晏,韩静,黄黎明,等.高脂饮食+STZ诱导的2型糖尿病模型大鼠 表征及其证候动态演变研究[J].中国中医基础医学杂志,2011,17 (10):1089-1091,1093.

[37] 郑筱萸.中药新药临床研究指导原则[M].北京:中国医药科技出 版社,2002.

[38] 中国中西医结合学会活血化瘀专业委员会,陈可冀,史大卓,等.冠 心病血瘀证诊断标准[J].中国中西医结合杂志,2016,36(10): 1162.

[39] 刘蕾,李宇航,刘妙,等.熏烟叠加气管内滴注脂多糖致慢性阻塞 性肺病大鼠动物模型基本证候判定[J].辽宁中医杂志,2011,38 (12):2348-2351.

[40] 郑玉兰,兰卫,巴哈古力·阿卜都热合曼,等.维吾尔医异常黑胆型 哮喘大鼠模型的心电图变化分析[J].新疆医科大学学报,2016,39 (12):1503-1506.

[41] 屠天纯.中西医结合防治冠心病心绞痛、心律失常研究座谈会在沪 召开[J].上海医学,1979,(12):65-66.

[42] 冠心病中医辨证标准[J].临床荟萃,1991,(11):520-521.

[43] 李玉波.抑郁症肝郁脾虚证大鼠模型的建立及其生物学基础研究 [D].北京:北京中医药大学,2014.

[44] 王晓平.丹七片及丹参酮ⅡA调控mTOR-ULK1/TFEB自噬通路保护 阿霉素诱导心肌损伤的研究[D].北京:北京中医药大学,2020.

[45] 郭淑贞,王勇,啜文静,等.丹七片对心肌缺血小型猪心脏结构与功 能的影响[J].中华中医药学刊,2014,32(8):1889-1891.

[46] 石天娇.基于PPARs通路的丹七片调控心肌缺血脂质代谢紊乱的 机制研究[D].北京:北京中医药大学,2016.

第六章 "三维"比较的证候生物学基础研究

第一节 证候生物学基础研究的意义与现状

证候是中医理论体系的核心内容之一,它依据一组揭示患者当前病机(由病邪、病位、病性、病势等综合而成)的相关症状和体征,反映疾病发生和演变过程中某一阶段的病理本质。证候可被定义为一种特定时空下生理、病理信息的综合,其外在表现是内在物质基础博弈的产物。因此,中医证候的生物学基础研究是影响证候规范化的重大科学问题,也是现代中医学发展与创新的必经之路。

自 20 世纪 50 年代起,中医证候生物学基础研究便已逐渐受到学者们的重视。1986 年,沈自尹院士首次提出"微观辨证"和"辨证微观化"理论。证候生物学基础研究发展大致经历了证候动物模型的建立、证候微观指标的探索、病 - 证 - 方物质基础的阐明及"组群谱"系统证候物质基础的研究四大阶段。中医证候生物学基础研究在系统生物学和高分辨分析技术的推动下飞速发展,综合中医整体观念和现代医学个体化医疗手段,从病证结合动物模型和临床试验研究等方面,将宏观辨证与不同维度的微观辨证相结合,基于生物网络的多时点、多系统、多层面,利用病理学、系统生物学、生物化学、生物信息学、基因组学、转录组学、蛋白质组学、代谢组学等技术,关联病生理环节以及疾病进展中所涉及的分子含量变化与生物表征,进而揭示中医证候的生物学物质基础。根据证候形成的"三因"理论,致病因素、遗传体质和疾病发展阶段是决定证候的主要因素。笔者团队亦在三维病证结合动物模型的制备和三维证候生物学基础研究等方面不断探索，逐渐解决了因缺乏客观、量化指标而制约中医证候学发展和中医现代化进程的问题。从致病因素角度看，单一致病因素造模的证候相对单一、稳定，而多种致病因素叠加则可形成具有复合证候的动物模型；从遗传体质角度看，疾病的关键致病或易感基因的多态性，使得个体在未患病时即表现出不同的体质特征，患病后的证候特征亦因其对疾病易感性的不同而有显著差异；从疾病发展阶段角度看，疾病的病理基础决定其自身的发展与传变趋势，导致疾病动物模型在不同发展阶段可表现出不同的证候特征。

如今，针对证候标准化的证候生物学基础研究日趋增多，且主要集中在血瘀证、气虚证、脾虚证和肾阳虚证等方面。

针对心脑血管疾病，王阶等采用转录组学研究建立了冠心病心绞痛血瘀证患者长链非编码 RNA（long noncoding RNA，lncRNA）- 微小 RNA（microRNA，miRNA）- 信使 RNA（messenger RNA，mRNA）水平的调控网络，包括钙网蛋白（calreticulin，CALR）、肿瘤蛋白 p53（tumor protein p53，TP53）、核受体亚家族 4 组 A 成员 1（nuclear receptor subfamily 4，group A，member 1，NR4A1）等 7 个 mRNA 层面，miRNA-146b-5p、miRNA-199a-5p、miRNA-3196 和 miRNA-3656 的 miRNA 层面以及 CTB-114C7.4 和 CTA-384D8.35 的 lncRNA 层面潜在生物标志物，主要涉及抗原呈递和处理通路、p53 信号通路和自然杀伤细胞介导的细胞毒性作用通路的调控。唐梅森等采用焦磷酸测序方法探索早发冠心病血瘀证汉族患者外周血生物学标志物，发现其涉及血小板膜糖蛋Ⅵ（glycoprotein Ⅵ，GP6）和血管紧张素Ⅱ受体相关蛋白（angiotensin Ⅱ receptor associated protein，AGTRAP）基因甲基化水平异常，且与雌激素受体 -α（estrogen receptor-α，ER-α）基因启动子位点 rs117301 相关。陈光等采用亚硫酸盐测序以阐明冠心病不稳定型心绞痛血瘀证患者的生物学基础，结果显示,患者外周血细胞 IL-6 基因启动子区的高甲基化状态与血瘀证的发生密切关联。骆杰伟等分别检测心力衰竭气虚证和血瘀证患者的证候生物学基础,结果发现,去甲肾上腺素转运体溶质载体家族 6 成员 2(solute carrier family 6 member 2, SLC6A2)基因启动子区甲基化升高与其密切关联。刘天龙利用基因组学研究缺血性脑卒中中医证候生物学基础,结果表明,气虚血瘀证大鼠存在 445 个特有差异基因,主要核心为 T 细胞受体通路和核因子 κB1(nuclear factor-κB1, Nfκb1)基因;阴虚血瘀证存在 490 个特有差异基因,主要核心为丝裂原活化蛋白激酶(mitogen-activated protein kinase, MAPK)通路和表皮生长因子受体(epidermal growth factor receptor, EGFR)基因;血瘀证则存在 1 676 个特有差异基因,主要核心为凋亡通路和 caspase3(Casp3)基因。徐利云基于超高效液相色谱串联四极杆飞行时间质谱(ultra-high performance liquid chromatography coupled with quadrupole time-of-flight mass spectrometer, UPLC-QTOF/MS)分析法的代谢组学技术对胸痹不同证候模型大鼠进行相关生物标志物及其代谢通路分析,结果发现,气滞血瘀证大鼠存在 28 个差异代谢物,主要涉及半胱氨酸和蛋氨酸代谢、色氨酸代谢以及丙氨酸、天冬氨酸和谷氨酸代谢;气虚血瘀证存在 21 个差异代谢物,主要涉及花生四烯酸代谢、脂肪酸代谢、脂肪酸 β 氧化代谢和维生素 B_6 代谢;寒凝气滞证则存在 23 个差异代谢物,主要涉及赖氨酸的合成与降解、脂肪酸的代谢及甘油磷脂的代谢。Zhao 等采用代谢组学技术研究发现,冠心病血瘀证患者血浆存在赖氨酸、谷氨酰胺、牛磺酸等 12 种差异代谢物,其中胆碱、β- 葡萄糖、α- 葡萄糖和酪氨酸可作为冠心病血瘀证的潜在生物标志物。周旋研究发现,冠心病痰证患者舌苔微生物、肠道微生物在物种多样性和丰度方面均与健康对照组存在差异,其中链球菌(streptococcus)、奈瑟菌(neisseria)、韦荣球菌(veillonella)、普雷沃菌 7(Prevotella7)和放线菌(actinomyces)可能是冠心病痰证患者的潜在生物标志物。

针对呼吸系统疾病,孙瑗采用超高效液相色谱 - 质谱联用技术(ultra-high performance liquid chromatography-mass spectrometer,UPLC-MS),探究慢性阻塞性肺疾病急性加重期痰热壅肺证患者血清样本差异代谢产物及其证候物质基础,结果发现 50 种小分子差异代谢物,主要涉及鞘脂类、甘油磷脂和亚油酸等 7 条相关代谢通路。李萌采用代谢组学方法研究支气管哮喘慢性持续期虚寒证和虚热证患者的潜在生物标志物,结果显示,两种证候间共涉及 18 种差异代谢物,包括二十四碳烷、4- 氨基丁酸、苯甲酸等,主要参与 β- 丙氨酸代谢通路,其中 4- 氨基丁酸可能是鉴别此疾病虚寒和虚热证型的潜在生物标记物。

针对消化系统疾病,刘庆生等应用焦磷酸测序法检测慢性萎缩性胃炎各证型患者的生物学差异,发现胃黏膜的 c-mycDNA 甲基化状态与证型呈明显相关性,其中甲基化率由高至低依次为胃热伤阴证、瘀毒内阻证、痰湿凝结证、脾胃虚寒证、气血双亏证和肝胃不和证。呼雪庆等采用人类甲基化 450K 芯片技术探索慢性乙型肝炎和慢性乙肝后肝硬化不同证型患者的外周血 DNA 甲基化生物学基础,结果表明,湿热内蕴证可能与钾通道四聚结构域 2(potassium channel tetramerisation domain containing 2,KCTD2)和神经元导航器 1(neuron navigator 1,NAV1)基因甲基化相关,肝郁脾虚证则可能与小鼠富亮氨酸重复含 G 蛋白偶联受体(leucine-rich repeat-containing G-protein coupled receptor 6,LGR6)和含 SH2 结构域蛋白 4B(SH2 domain-containing protein 4B,SH2D4B)基因甲基化相关,而肝肾阴虚证可能与细胞色素 P450 家族成员 2E1(cytochrome P450,family 2,subfamily E,polypeptide 1,CYP2E1)、前蛋白转化酶枯草杆菌素 / 克新 6 型(proprotein convertase subtilisin/kexin type 6,PCSK6)、地塞米松诱导蛋白(dexamethasone-induced protein,DEXI)、组蛋白 1 簇 H3B(histone cluster 1,H3b,HIST1H3B)和磺基转移酶家族胞质 1C 成员 2（sulfotransferase family, cytosolic, 1C, member 2, SULT1C2）基因甲基化相关。陈启龙采用转录组技术针对乙肝后肝硬化不同证型患者构建基因表达调控分子网络，发现在疾病由实转虚的演变过程中，肝胆湿热证相比于肝郁脾虚证存在 383 个差异 mRNA，肝郁脾虚证相比于肝肾阴虚证存在 1 252 个差异 mRNA，其中 HMG 盒转录因子 1（HMG-box transcription factor 1, HBP1）、X 射线修复交叉互补基因 2（X-ray repair cross complementing 2, XRCC2）、角蛋白 71（Keratin 71, KRT71）和 Rab GTP 酶激活蛋白 1 样亚型 10（Rab GTPase-activating protein 1-like, isoform 10, RABGAP1L）基因在中医证候发展趋势中可作为具有核心价值的潜在分子标志物。Lu 等利用慢性乙型肝炎患者的转录组数据，揭示中医证候动态网络生物标志物，结果显示，患者在肝胆湿热证、肝郁脾虚证、肝肾阴虚证的证候演变过程中，52 个差异基因在肝郁脾虚证这一临界点前后变化显著，可作为中医证候变化的早期预警信号。Zhang 等则发现幽门螺杆菌阴性胃炎的脾胃湿热证患者，其胃黏膜 IL-1β mRNA 呈过度表达状态。Fang 等应用 UPLC-TOF-MS 技术的代谢组学方法对肝病阳黄证患者进行了整体网络分析，结果显示，涉及戊糖和葡萄糖转换、牛磺酸和亚牛磺酸代谢、初级胆汁酸生物合成和谷胱甘肽代谢的 33 个新型生物标志物和 10 个关键代谢物可作为阳黄证患者的潜在生物标志物。马欣等亦从气相色谱 / 质谱（gas chromatography-mass spectrometry, GC/MS）技术的代谢组学层面探讨非酒精性脂肪肝合并肝损伤的不同证候患者的生物学基础，结果发现，湿热内蕴证与肝郁脾虚证之间的显著差异代谢物包括糖类、脂类、氨基酸类化合物等 11 种，主要富集通路含氨基酸、糖类、脂类代谢通路。施旭光等基于 ^{1}H-NMR 的代谢组学技术，观察了慢性浅表性胃炎脾气虚及脾胃湿热证患者的尿液代谢组学差异，发现脾气虚证患者存在谷氨酸、甲硫氨酸、α- 酮戊二酸等 7 种差异代谢物，脾胃湿热证患者存在 2-羟基丁酸、氧化三甲胺、牛磺酸和马尿酸 4 种差异代谢物,而脾气虚证相比于脾胃湿热证患者存在岩藻糖、β-羟基丁酸、丙氨酸等 11 种差异代谢物,且主要体现在糖、脂类和氨基酸分解代谢方面。李依洁采用蛋白组学技术分析肠易激综合征(脾肾阳虚证)模型大鼠主要差异蛋白,结果确定了 3 个主要蛋白(WW 结构域结合蛋白 11(WW domain binding protein 11,Wbp11)、糖原合成酶激酶 3β(glycogen synthesis kinanse 3β,Gsk3β)和谷氨酰胺转氨酶 2(transglutaminase 2,Tgm2))和 3 个次要蛋白[细胞色素 C 氧化酶亚单位Ⅵb(cytochrome C oxidase subunit Ⅵb,Cox6b1)、乙酰辅酶 A 合成酶 2(acetyl-CoA synthase 2,Acss2)和线粒体核糖体蛋白 L12(mitochondrial ribosomal protein L12,Mrpl12)]的改变,可影响肠道环境、动力、炎症及神经调节等。

针对内分泌系统疾病,赵静研究发现,从亚临床甲减脾肾气虚证、肝气郁结证及肝阴不足证患者中筛选出的差异表达 miRNA 分别为 1 585 条、1 534 条和 1 687 条,其靶基因涉及的生物学过程主要包括类视黄醇代谢、有机物反应、生物刺激反应等,有望成为该病证候分型诊断的特异性标志物及客观依据之一。此外,赵静比较了 2 型糖尿病模型大鼠中医证候和血清蛋白组学特征,结果发现,富含半胱氨酸蛋白 61(cysteine-rich protein 61,CYR61)蛋白可作为潜在的气阴两虚痰瘀证的生物标志物。孙晓峰利用 UPLC-Q-TOF/MS 技术的代谢组学对妊娠期糖尿病不同中医证候的患者进行证候病理特点分析,结果显示,心阴虚证和气阴两虚证患者血液代谢组学分别存在 12 种和 6 种显著差异代谢物,两种证型之间则存在磷脂酰胆碱(36:4)、磷脂酰胆碱(34:2)、磷脂酰乙醇胺和溶血磷脂酰胆碱 4 种差异代谢物。孙琛琛基于代谢组学技术分析血脂异常的不同中医证候患者的生物学内涵,结果显示,从肝肾阴虚证、气滞血瘀证和阴虚阳亢证患者中分别筛选出包括硬脂酸、核酸糖、甘油等在内的 14 种,包括尿酸、丙二胺、亚油酸等在内的 33 种和包括十六[烷]酸、棕榈油酸、柠檬酸等在内的 20 种差异代谢物。

针对泌尿系统疾病,伦龙威利用代谢组学和系统生物学技术寻求慢性肾脏病 3~5 期脾肾气虚证、脾肾阳虚证患者潜在生物标志物,两种证型患者的血液代谢组学图谱显示,虚证的潜在生物标志物群包括十八[烷]酸、辛酰基胆碱、9-癸烯酰胆碱等 15 种代谢物,主要存在于氨基酸、脂肪酸、鞘脂类等化合物中,涉及脂肪酸、氨基酸、鞘脂类及亚油酸代谢。鲁欢等研究发现,特发性膜性肾病脾肾阳虚证患者血清抗 M 型磷脂酶 A2 受体抗体明显升高,其光密度与血清球蛋白呈正相关。

针对不辨病只辨证的证候生物学基础研究,高嘉良纳入冠心病、慢性胃炎、类风湿关节炎的气滞血瘀证患者,筛选到包括环状 RNA(circular RNA, circRNA)09849、circRNA11523、circRNA18046 和 circRNA24450 在内的 4 个差异 circRNA,主要涉及自然杀伤细胞介导的细胞毒性和细胞周期通路的调控。何浩强纳入高血压、冠心病、慢性胃炎和脑梗死的气滞血瘀证患者进行证候生物诊断标志物探索,发现气滞血瘀证患者的羧基末端泛素水解酶可作为 RNA 层面的潜在生物诊断标志物,与炎症反应和肿瘤坏死因子信号通路密切相关。杨宗纯利用外周血白细胞基因转录组技术,探究肝郁证模型大鼠的证候现代内涵,发现非受体酪氨酸激酶、纤连蛋白 1、DNA 结合抑制剂 2、G 蛋白偶联受体 183 等 8 个差异基因可作为肝郁证的潜在生物标志物。Gan 等采用 UPLC-MC 进行 SolexA 测序和非靶向代谢组学,结果显示,早期阴虚热证患者存在线粒体编码还原型烟酰胺腺嘌呤二核苷酸(reduced nicotinamide adenine dinucleotide, NADH)脱氢酶 2 的 mRNA 差异表达,且甘氨酸、鞘磷脂和异柠檬酸三种代谢物可作为其早期诊断的潜在生物标志物。林璋等针对脾气虚和脾阳虚证患者开展了基于 UPLC-Q-TOF/MS 的代谢组学和 16S 重组 DNA(recombinant DNA, rDNA)的肠道菌群测序研究,发现脾气虚证患者存在精氨酸和脯氨酸等氨基酸差异代谢,肠道蓝藻菌门、蓝藻菌属细菌显著增高,而镰刀菌和反刍梭菌属细菌则显著下降;脾阳虚证患者存在三羧酸循环和糖酵解等能量代谢差异,肠道菌群介导的色氨酸等代谢通路紊乱,此外,脾虚证患者的肠道菌群可通过宿主的黏膜完整性、胆汁酸代谢和多糖分解等途径影响机体的代谢状态。Yu 等采用 UPLC-MS 分析大鼠血清代谢组学,发现二氢睾酮和 5β- 二氢睾酮等代谢产物可作为阴虚证诊断的潜在生物标志物。Liu 等采用蛋白质组学技术,筛选出阴虚热证模型大鼠 92 个差异表达蛋白,主要参与补体、凝血级联和葡萄糖代谢途径,其中血清激肽原 1、载脂蛋白 C- Ⅲ和对氧磷酶 1 可作为诊断阴虚热证的潜在生物标志物。

中医证候的复杂性及针对其研究方法的局限性,导致证候的整体病机和动态演变很难被深入了解。运用中医辨证思维、现代医学与生物学技术相结合的方式,可对患者进行更加科学的辨证,从而动态分析并多维度观察患者的疾病与证候进展,提高临床诊治的准确率及客观性。在揭示证候生物标志物的基础上衍生而出的中医方证代谢组学及生物评价体系,为提高中医证候生物学基础及相关方剂的临床实践有效性评价方面提供了有力支持,为中医证候搭建精确诊疗的平台,并为现代中医与西医"精准医学"树立沟通的桥梁,成就了中医药在世界范围内的交流与认可。目前,证候生物学基础研究仍存在一定问题。第一,缺乏标准化中医临床大数据的收集与利用:由于各个疾病的证候术语及诊断标准问题仍然存在,且证候诊断需要临床四诊、舌脉观察及多时点的动态监测与分析,导致患者证候判断难度大,加之病历书写术语内容无法统一,使得临床大数据整理工作繁重,极大降低了中医证候数据收集的准确率与覆盖率。第二,缺乏大样本中医证候生物学基础库的建立。目前,针对证候量化的技术多为组学,其研究过程中所收集的患者不同类型标本样例以及组学分析后的研究结果,完全可以建立出证候生物学基础研究的大数据库,以提高研究者研究与创新的效率。解决好以上问题,对中医证候生物学基础研究的发展具有不可估量的作用,并可促进中医走向世界。

第二节 "同病异证"与"异病同证"证候生物学基础研究方法的提出

病,即疾病,是一个宽泛的概念,中医学与西医学皆有疾病的概念,但其所指有同有异。中医认为,病是对疾病全过程的特点与发展变化规律所做的概括,注重贯穿于整个疾病的基本病理变化,即从疾病发生、发展全过程纵向把握病情。辨病的目的是从疾病全过程、特征上认识疾病的本质,把握疾病的基本矛盾。西医对疾病的定义是在一定病因作用下自稳调节紊乱而发生的异常生命活动过程,并引发一系列代谢、功能、结构的变化,表现为症状、体征和行为的异常。西医把人体的系统结构,具体的生理过程、病理变化,细分到细胞、分子水平,是一种微观的辨病。以感冒为例,西医认为普通感冒由病毒感染引起,临床以鼻部症状为主要表现,体检可见鼻腔黏膜充血、水肿、分泌物增多,实验室检查表现为白细胞计数偏低伴淋巴细胞比例增高的一组症候群即可称之为感冒。而中医对于感冒的认识则不同,认为感冒是因六淫、时行之邪,侵袭肺卫,以致卫表不和,肺失宣肃而为病,以卫表及鼻咽症状为主,根据兼症的不同还会有风寒、风热、暑湿等之分。实质上病的基本概念在中医和西医是相通的,都是指人的病变过程。中医以辨证为主,但也不缺乏辨病的内容,如对温病的认识就有暑温、风温、湿温等;西医以辨病为主,也就是常说的鉴别诊断,同时对某一疾病的发生、发展的过程也具有深入认识,并确定不同的治疗方案。

证是中医特有的概念,是中医特色的产物,它相当于西医的病理分期和分型,但更具体、更宏观,且无需借助高精尖的仪器设备而更易为人所应用。证候是病机的外在反应,而病机是证候的内在本质。由于病机的内涵中包括了病变的部位、原因、性质和邪正盛衰变化,故证候能够反映病变的机制和发展趋势,不仅中医临床将其作为确定治法和处方遣药的依据,中医药的现代化研究尤其是证候生物学基础的研究也将证候作为最基本的研究单元与载体。

证候所体现的特性不仅与致病因素的性质、强弱有关,也与患者个体遗传体质因素有关,更与疾病的动态演变规律有关。致病因素决定了疾病的性质、病变的部位、疾病的程度等,也决定了其自身的传变规律和发展趋势。遗传体质决定了特定个体在疾病过程中的耐受性、易感性、倾向性。致病因素和遗传体质的共同作用,体现为患者个体化的证候特征,而这些特征又随着疾病的发展和转归,表现为不同的证候演变规律。因此,中医辨证论治应该重视"辨致病因素""辨遗传因素""辨疾病发展阶段"的"三因"辨识模式,即辨证的"三维"。

病与证都是对疾病本质的认识,病与证交叉共存,一种疾病可出现不同的证候演变交替或多种证候叠加共存,而同一证候又可见于不同的疾病过程中。这种交叉体现在临床实践中,即为患相同疾病的不同患者各自表现出不同证候,或患不同疾病的患者出现相同的证候,前者形成"同病异证",后者则称为"异病同证"。

一、同 病 异 证

"同病异证"是指在同一疾病过程中,出现了不同的病机类型或发展到了不同的病理阶段,即出现了不同的"证"。"同病异证"的概念是从《黄帝内经》"同病异治"理论发展而来。书中虽无明确"证"的概念,但"同病异治"即是针对"同病异证"进行的治疗,因此,可以认为《黄帝内经》是"同病异证"思想的起源。《素问·五常政大论》云:"岐伯曰:西北之气散而寒之,东南之气收而温之,所谓同病异治也……",外感病随所处的地域气候变化可表现出不同的证;汉代的《伤寒论》中贯穿着"同病异治"的思想,如《金匮要略·肺痿肺痈咳嗽上气病脉证治》中咳嗽病随寒饮郁肺、痰浊壅肺之不同而有各自的治疗方药。明清时期,随着温病学说的出现,"同病异治"理论得到了进一步发展,叶桂将温热病分为卫、气、营、血分证,吴瑭以上、中、下三焦辨治温热病,对每个阶段出现的不同证给予辨证用药,体现了对"同病异证"采用"同病异治"的精神。可见,"同病异证"的思想在古代诸多医家的辨病施治中即已出现,逐渐完善发展至今。同病异证的辨识要点主要分以下几方面:

1. 致病因素　疾病和证候都是致病因素作用于人体的表现,分别从不同的角度归纳了患者的临床特征。不同性质的致病因素作用于机体,患者的疾病诊断不同,表现出的证候特征也不同。2009 年甲型 H_1N_1 流感以热毒为主,其表证阶段短暂,为热毒夹湿侵犯肺卫,卫气同病最为多见。新型冠状病毒感染为"湿毒疫气",临床证候要素表现为"湿、寒、热、毒、瘀、虚"的特征。可见,不同疫病的证候特征不同,反映了不同的致病因素对证候的形成起到了关键作用。

证是依附于病而存在的,不能脱离各种致病因素孤立地研究证候,一定要在对病的认识基础上进行。明确证候的"致病因素"就是把不同致病因素间相互作用、相互转化的病理病机与疾病的不同证候表现密切联系起来。深入挖掘致病因素对证候形成的影响,对于精准辨证施治、提高临床疗效具有重要的意义。

2. 遗传体质　"同病异治"的具体实施方法,一般认为针对同一种疾病,要充分考虑患者素来体质强弱的不同,年龄性别的差异,及生活环境、地理、气候的差别,所以必须用不同的治疗原则和方法,这些因人、因时、因地的因素可以归结为素体特质的个性化,或称遗传体质。

遗传基因的多态性决定了个体遗传体质的差异性,其对疾病与证候的影响主要表现在:一方面,感受相同的致病因素,由于个体体质因素的不同,即疾病的关键致病基因或易感基因的多态性,个体间则表现出发病程度及证候类型的不同。另一方面,个体体质的多样性在内外环境的影响下对致病因素的反应也存在差异,制约着证候的转归。总之,遗传体质的差异是疾病发生、发展方向的重要的内在因素,决定着不同致病因素的易感性、耐受性和证候的易感性和演变倾向。

3. 疾病发展阶段 疾病在发展过程中的矛盾常呈阶段性。证候是疾病过程中某一阶段或某一类型的疾病本质的反映,随着疾病时空的转换与更迭,证候始终处于动态变化之中。例如缺血性中风急性期以"风""火""痰"三证出现频率最多,并呈现不同组合形式和变化规律,风证和火痰证出现频次随病程的延长而增加,风火证在第 3 天出现频次最多;痰证出现频次在第 5 天后开始下降,反映出证候的动态时空特性。慢性阻塞性肺疾病急性加重期以实证为主,病位主要在肺,稳定期以虚证为主,病位在肺、脾及肾。

二、异病同证

"异病同证"是不同疾病即"异病"的相同或近似的类型,或者是不同疾病在发展过程中,进入了相同或相近的发展阶段,因而出现了相同或近似的病理变化、机体反应性,出现了相同或相近似的病机,即"同证"。证候反映疾病的阶段性本质,表明了证候的时相性特征。以辨病为先确定其属于异病,而以辨证为主确定其属于同证。

不同的"病"中相似的"证"虽然有其相似、相通之处,但是异病同证还是分属于两种不同的疾病,各自有着本疾病所特有的症状、体征和检查结果,其临床表现仍是存在着很大的差异,真正完全相同的"异病同证"是不存在的。而且其存在是有时限性的,因为疾病是一个不断发展变化着的过程,在这一过程中,始终存在着损伤、障碍与修复、调节的矛盾斗争,只要疾病发生变化,无论恶化或好转,异病同证现象都会随之消失。

1. 异病同证的生物学基础研究方法 不同的疾病虽发展规律各异,但既然存在相同的证候,就必然存在共同的生物学基础,而这种共性的生物学基础可以由多个宏观表征与微观指标变化的组合来表示。

在异病同证维度,以冠心病血瘀证为例,纵向寻找冠心病不稳定型心绞痛和缺血性中风两种不同疾病的共同病理环节,同一种证候——"血瘀证"的物质基础和发生机制,即证的共性。同时,从中医理论整体观的特点出发,不着眼于单一的特异性指标,而是将证候看成人体多系统、多层面指标变化的关系组合失调,将宏观辨证与不同维度的微观辨证相结合,利用病理学、生物化学、蛋白质组学、代谢组学等多系统、多层面、多维度的指标变化组合对证候的生物学基础进行相互比较和相互印证,从而揭示血瘀证的生物学特征模式。

研究异病同证的生物学基础需建立稳定的病证结合动物模型,观察比较几种疾病同种证候模型在整体、器官、组织、细胞、蛋白、基因六个层次上的现代生物学指标异同,寻求共同客观指标,提取血瘀证的证候生物学特征,并运用动物证候属性判别模式对所建立的动物模型的可靠性、可重复性及适用性进行评判,通过动态观察代表性指标如动物毛发、眼睛、舌体、爪甲、四肢和饮食等宏观表征的变化形成评价体系。通过药物药效学验证与药物作用靶点研究,考察药物干预病证结合动物模型,探索血瘀证共性的生物学基础。

2. 异病同证的系统生物学例证举隅 气虚血瘀证在心血管疾病中是一种常见的异病同证,结合以基因组学为主的系统生物学对中医异病同证进行研究,可以建立气虚血瘀证的证型基因表达谱,进而客观地揭示气虚血瘀证的生物学基础。

如黄献平等应用基因多态性检测方法得出的研究结果提示气虚血瘀证组的凝血因子Ⅶ(FⅦ)基因多态性和M1等位基因均发生了特异性的改变。刘雅等应用基因芯片分析了气虚血瘀大鼠全基因表达谱,发现在已知功能的差异表达基因中,炎症反应相关基因包括IL-1β、受体(Fc 26 receptor)、整合素(integrin)beta 2、integrin alpha 6、integrin beta 1以及凝血因子5(coagulation factor 5)均发生了改变,提示在气虚血瘀证证候中,炎症相关基因介导的免疫反应发生了显著的变化,这可能成为其内在的病理机制之一。

3. 异病同证的西医病理发病基础共性例证举隅 以血瘀证为例,目前研究结果与主要结论多认为血瘀证与血液"浓、黏、凝、聚"有关。从宏观血液流变学上看,可表现为血液黏度、血浆黏度、红细胞沉降率、血管壁压力和微血管弛张度的异常,从微观血流变上看,可有红细胞聚集性、红细胞变形能力、红细胞与血小板表面电荷水平、白细胞流变性等指标的异常。

血瘀证可见于许多系统的疾病之中并表现出共性,如以动脉粥样硬化引起的脑梗死,其发病基础到病变进展过程多呈血液凝聚、血栓形成与加重状态,这些病理改变大多符合血瘀证的特征。又如对于冠心病血瘀证的研究中,王阶等筛选出包括全血黏度、体外血栓干重、血小板聚集率、血栓弹力图反应时间、总胆固醇在内的5个指标与心血瘀阻证关系最大,说明血脂升高、血黏度升高、血栓形成是冠心病血瘀证的重要病变过程之一。此外,近年来认识到糖尿病血瘀证的形成与西医学凝血及抗凝功能失常、微血栓形成及血液流变学改变等理论有关。糖尿病病变过程中,血小板活化,血液中与瘀血相关的因子含量或活性增高,与抗凝有关的因子含量或活性降低,最终导致血液呈高凝状态。

综上所述,脑梗死、冠心病、糖尿病这些不同疾病的共有证型血瘀证在西医角度均有血黏度升高、血栓形成、血小板活化与聚集等共同的病因和病理改变,进一步为异病同证提供了病理生理学基础方面的实验证据。

第三节 常见证候的生物学基础研究

一、心肌缺血血瘀证、气虚血瘀证的生物学基础

（一）心肌缺血血瘀证的生物学基础

1. 临床心肌缺血血瘀证的生物学基础

（1）临床心肌缺血血瘀证的蛋白质组学研究:蛋白质组是指由一个基因组、一种生物或一种细胞/组织表达的所有蛋白质。作为生命活动的功能载体,蛋白质具有时空、动态、整体的特征,这与证候是疾病特定阶段的总体特征概括有很大的相似。它在组织细胞的整体蛋白质水平上探索蛋白质作用模式、功能机制、调节控制以及蛋白质群体内的相互关系,获得对疾病过程、细胞生理病理过程及调控网络的全面而深入的认识,揭示生命活动的基本规律。蛋白质组学是一种新的研究手段,其技术体系由双向电泳、质谱、计算机图像数据处理组成,具有高通量、高分辨率和高重复性的特点,能对微量样品进行全面自动定量分析,并在疾病诊断标志物的发现、药物作用靶标、安全性评价、耐药性机制、疾病动物模型研制和中医药现代化等方面得到应用。

蛋白质组学技术为中医证候生物标志物的研究提供了技术平台,使我们从蛋白组学层面提取心肌缺血血瘀证的特征模式获得大量的信息,揭示证候的部分生物学基础成为可能。基于蛋白质组研究的辨证论治正是应用现代科学语言对传统中医理论更好的阐释,更易在国际上获得认可,使中医走向世界。

血瘀证是心肌缺血的常见中医证型,证候在蛋白层面的变化,能直接反映证候的特征,有可能成为证候诊断的手段。目

前在心肌缺血证候蛋白质组学研究方面,许多学者进行了有益的探索。吴红金等采用双向电泳、图像分析、质谱鉴定等蛋白质组学技术,测定心肌缺血血瘀证与正常人血浆中的蛋白变化,发现心肌缺血血瘀证患者血浆免疫球蛋白、纤维蛋白原、粒酶高于正常人,而细胞表面糖蛋白(CD44SP)低于正常人,认为纤维蛋白原、粒酶有望作为诊断心肌缺血血瘀证的标志物。赵慧辉等运用差异凝胶电泳技术(two-dimensional difference gel electrophoresis, 2D-DIGE)和基质辅助激光解吸飞行时间质谱(matrix-assisted laser desorption/ionization time of flight mass spectrometry, MALDI-TOF-MS)双向凝胶电泳-质谱技术对冠心病心绞痛血瘀证和健康人对照组的血浆进行比较蛋白质组学研究,初步发现了在冠心病不稳定型心绞痛血瘀证患者中高表达的蛋白为:纤维蛋白原 β 链、纤维蛋白原 γ 链、α1-抗胰蛋白酶、结合珠蛋白 β 链、结合珠蛋白 α2 链;而载脂蛋白-Ⅳ、载脂蛋白-Ⅰ、甲状腺转运蛋白、载脂蛋白 J 低表达。认为冠心病不稳定型心绞痛血瘀证可能与炎症反应、脂代谢紊乱以及凝血功能异常相关。

(2)临床心肌缺血血瘀证的代谢组学研究:代谢组学是近年来继基因组学、转录组学、蛋白组学之后兴起的一种组学方法,是系统生物学的重要构成部分,代谢组学将人体作为一个完整的系统来研究,通过揭示内在和外在因素影响下代谢整体的变化轨迹来反映某种病理生理过程中机体所发生的改变。这一思维方式与中医的整体观念的哲学观相一致,证候是产生病变的各个方面条件和因素的综合,而代谢组学可以客观地反映整体的变化。代谢组学研究方法的整体观、辨证观和动态观等特点,与中医证候特色理论不谋而合,已经成为中医"实证"研究的有力工具,进而揭示中医"证候"生物学本质,为临床辨证施治提供更加科学、客观的指标和证据。

史琦等对 45 例心肌缺血血瘀证患者及 15 例正常人的血

浆样本进行核磁共振波谱检测,对其血浆中的内源性小分子及大分子代谢产物进行全面鉴定分析,筛选出与心肌缺血患者血瘀证最可能相关的特征性代谢产物。心肌缺血血瘀证患者的异常代谢过程主要包括了氨基酸代谢、脂质代谢;筛选出的 2 种代谢生物标志物(缬氨酸、丙酮)基本上实现了对心肌缺血血瘀证的有效识别。心肌缺血血瘀证患者在血浆代谢方面的特点是与氨基酸代谢、脂肪代谢等多种代谢通路的异常相关。筛选出的心肌缺血血瘀证特征性代谢生物标志物既可从疾病的角度对心肌缺血的发病机制进行解释,又可以一定程度上反映出血瘀证的代谢物特征性(见表 6-1)。

表 6-1　心肌缺血血瘀证患者相关的特征性代谢产物

代谢物	化学位移	t/z 值	P	上调 / 下调
缬氨酸	3.62	2.387	0.021	↓
丙酮	2.23	−2.093	0.042	↑

注:上调或下调为心肌缺血血瘀证患者与非血瘀证相比。

(3)临床心肌缺血血瘀证的转录组学研究:转录基因组学研究的整体性与中医理论整体观和辨证论治相似,基因组的多样性高度强调了每个人的基因组的特异性。近年来,利用基因组学技术对心肌缺血血瘀证机制的研究揭示了疾病与基因突变、缺失和插入、基因表达异常、基因调控异常有密切的关系。借助转录基因组学研究的方法,寻找证候相关的基因,这是证候基因组学研究的主要内容之一。心肌缺血血瘀证可能是一种具有遗传倾向的"多基因证"。对基因多态性的认识,使西医学走向个体化诊断和治疗,这与中医学根据证候的不同而辨证论治有相似之处。运用基因组技术寻找不同中医证型中相关基因表达谱的差异表达,对研究中医证型的实质及指导临床用药有重大的意义。

杨保林等采用外周血 mRNA 差异显示结合反向 Northern 法筛查心肌缺血血瘀证相关基因,经相关文献资料和临床验证,发现其中 5 条与冠心病血瘀证病理改变密切相关。黄献平等探讨了血管紧张素转换酶(angiotensin-converting enzyme, ACE)基因多态性与冠心病心血瘀阻证候及 Ang II 的相关关系,发现 ACE-DD 基因型和 D 等位基因的频率增高可能与冠状动脉性心脏病(coronary artery heart disease, CHD)心血瘀阻证有一定内在联系,可能与 D 等位基因导致 AngII 异常增多有关。此外,黄献平等探讨凝血因子VII(FVII)基因多态性与凝血因子VII活性(FVIIc)的相关性,发现冠心病血瘀证与FVII基因 *M1M1* 多态性和 M1 等位基因相关。欧阳涛等探讨了不同冠心病痰瘀证候与载脂蛋白 E(apolipoprotein E, apo E)基因第 4 外显子多态性的关系,发现与脂类代谢关系密切的 *apoE* 基因多态性 E3/4 基因型和 ε4 等位基因频率在冠心病痰证患者中明显高于血瘀证患者,而 apoE 第一内含子增强子(apoE IE1)G/G 基因型在痰证和痰瘀互阻证中的分布明显多于血瘀证和非痰非瘀类证候患者;低密度脂蛋白受体(low-density lipoprotein receptor, LDLR)外显子 3AVa II位点 +/+ 基因型仅与瘀血质患者具有明显相关性,并且该基因型患者的血浆 TC 水平和动脉硬化指数较其他基因型也明显升高,而痰湿质则与 + 等位基因密切相关。毛以林的研究显示,冠心病血瘀证组 *ACE-DD* 基因型及 D 等位基因频率高于非血瘀证组和健康对照组,ET/NO 冠心病血瘀证组明显升高,ET、Ang II冠心病血瘀证组明显高于非血瘀证组和健康对照组,ET/NO、Ang II各组中以冠心病血瘀证组 DD 型为最高,因此结论认为 DD 型 *ACE* 基因可能为冠心病血瘀证发病的易感基因。

　　有研究通过聚合酶链反应(polymerase chain reaction, PCR)检测,研究提示 G 蛋白 β 次元体第三亚单位(G protein beta subunit 3, GNB3)825TT 基因型可能是冠心病血瘀证的易感基因。有研究通过逆转录 PCR 技术检查血液 CD14⁺ 单核细胞中与胆固醇摄取、胆固醇逆向转运和炎症相关基因的转录差异,发现在冠心病患者中与胆固醇摄取相关的 CD36 的 mRNA 表达水平比对照组显著升高,提示单核细胞上的 CD36 可能是冠心病的一个标志。王阶等研究认为差异基因中 b13、23b 从不同途径导致或参与了脂代谢、血液高黏高聚高凝状态的形成,并通过分泌炎症细胞因子,调控细胞凋亡,参与了内皮损伤和动脉硬化的形成,与冠心病血瘀证的病理改变密切相关。

（4）临床血瘀证相关指标的研究:血液流变学是研究血液的流动性、黏滞性、变形性的科学。现代研究认为,血液流变学是判断血瘀证的公认指标。同时,血液流变学指标异常也是影响冠状动脉血流量的重要因素之一。这与冠心病血瘀证患者的临床表现:心胸疼痛剧烈,如刺如绞,痛有定处,伴有胸闷,舌质暗红或紫暗相符合。李玫临床观察 54 例冠心病血瘀证患者,发现其全血黏度、血浆黏度、血清黏度、全血还原黏度、红细胞比容、纤维蛋白原、血小板黏附率、体外血栓长度和干重均显著高于健康人（$P<0.01$）。陈树森等也证明冠心病血瘀证患者全血黏度、纤维蛋白原、红细胞电泳时间及血沉值较常人明显增加。此外血液黏稠度、甲皱微循环、盆腔血流图等指标从宏观上反映了血瘀证患者共同存在的病理变化基础。

血瘀证的检测指标侧重于血管内皮及血小板功能两方面,一是血浆 ET 是血管内皮细胞合成和释放的目前所知作用最强、持续最久的内源性缩血管物质,同时又是长效生长因子,具有促细胞有丝分裂、增殖、迁移及促进血小板聚集的作用,参与多种疾病的发生发展过程。贺敬波对 66 例不同证型冠心病患者血浆 ET、CGRP 进行临床检测,并与 14 例正常人比较,结果血浆 ET 水平依次为:血瘀组 > 气虚组和阴虚组 > 正常对照组。同时江巍等人指出在冠心病、高血压病心血管疾病以及糖尿病、肾脏疾病、银屑病等病的血瘀证型,血浆 ET 增高,指出

ET 有望成为血瘀辨证新的客观指标。血小板是一种多功能细胞,具有黏附、聚集、释放等特性,在血瘀证相关疾病中起重要作用。反映其功能变化的指标主要有:①血栓素 A_2(thromboxane A_2, TXA_2);②血小板 α- 颗粒膜蛋白 -140(plasma α-granule membrane protein-140,GmP-140):GmP-140 是一种血小板膜蛋白,具有介导活化血小板或内皮细胞中与中性粒细胞及单核细胞黏附的功能,是目前所知反映血小板活化与释放反应特异的标志物,在栓塞中起中心环节作用;③血小板膜糖蛋白 CD62p、CD63:近来研究认为 CD62p 及 CD63 均为活化血小板膜糖蛋白,分别存在于静息血小板的 α 颗粒内及溶酶体膜,当血小板被激活时,血小板内颗粒与血小板膜整合,CD62p 及 CD63 表达于血小板表面,成为血小板活化的标志。

黄献平等观察 78 例不同中医证型心病患者,发现心脉瘀阻证组血清锌、铜、铁、钙含量明显高于心气虚证组和心血虚证组($P<0.05$ 和 $P<0.01$),提示血清锌、铜、铁、钙含量的增高,可能是心病虚与实(瘀血)的微观辨证标志之一。

王强对 80 例冠心病血瘀证和 69 例正常对照组的患者,分别测定 hs-CRP 水平并作相关性分析,结果发现冠心病血瘀证组高 hs-CRP 水平发生率远高于正常对照组,因此认为冠心病患者可能存在隐性炎症,hs-CRP 检测对了解冠心病血瘀证患者血管内皮功能治疗、转归有一定的意义,据此认为 hs-CRP 升高可作为冠心病血瘀证微观辨证的指标之一。

冠状动脉造影术(coronary angiography,CAG)是目前唯一能直接观察冠状动脉形态的诊断方法。故其一直被临床医师视为确定冠脉解剖的"金标准"。冠状动脉的狭窄程度用狭窄的直径减少的百分数表示。临床上,冠脉狭窄直径减少 50% 以上称为有意义的病变,狭窄直径减少 80%~85% 以上时,引起静息心肌缺血。随着 CAG 开展的普及,冠状动脉病变的程度与证型之间的关系得到重视。关于冠脉造影结果与血瘀证的关系,有人研究发现：冠状动脉血管的病变支数越多、狭窄程度越重，血瘀证候积分值越大，血瘀程度越重，它们之间存在较好的相关性。鞠镐等定量研究发现血瘀证积分与各证型冠状动脉狭窄积分、缺血性心电图积分均呈正相关，表明瘀血程度决定了冠状动脉的病变程度。

超声心动图作为冠心病诊断的一种无创方法，目前得到了广泛应用。赖世隆等通过冠心病血瘀证患者与非血瘀证患者及健康人的比较中发现，冠心病血瘀证患者的左室射血时间延长，心排血量与心脏指数均减少，但每搏输出量及心肌收缩功能无明显变化，提示证属血瘀的冠心病患者血流动力学改变以后负荷加重为特点，而不表现为累及左心收缩功能。吴家宽等采用三维超声心动图检查了 28 例冠心病心绞痛血瘀证患者，发现其左心室射血分数降低，每搏输出量没有显著变化。

2. 小型猪心肌缺血血瘀证的生物学基础

（1）小型猪心肌缺血血瘀证模型双向凝胶电泳蛋白质组学研究

1）术后 4 周差异蛋白点质谱鉴定结果：对假手术组和 Ameriod 缩窄环导致的心肌缺血血瘀证小型猪模型进行基于双向电泳的蛋白质组学研究结果提示，血液中的差异蛋白包括补体细胞溶解抑制因子（complement cytolysis inhibitor, CLI）、补体 C4（complement C4）、载脂蛋白 A-Ⅳ（apolipoprotein A-Ⅳ, apoA-Ⅳ）、α1- 酸性糖蛋白（α1-acid glycoprotein, AAG）、α1- 抗胰蛋白酶（α1-antitrypsin, α1-AT）、胎球蛋白 A（alpha-2-HS-gly-coproteinprecursor, Fetuin-A, AHSG）、载脂蛋白 A-Ⅰ（apolipoprotein A-Ⅰ, apo A-Ⅰ）。相关蛋白的表达丰度及分子量（molecular weight, MW）、等电点（isoelectric point, pI）、肽指纹图谱序列覆盖率（sequence coverage）见表 6-2。其中，apo A-Ⅳ 同时得到了二级质谱的验证。MixM630（SinMA 904）肽指纹图谱与数据库中编号为 gil2695742 的蛋白即猪 apoA-Ⅳ［apo A-Ⅳ（sus scrofa）〕匹配的得分312，在可信区间。其分子量为43 268，pI 为5.69，与双向电泳图中估算的分子量（41KDa）及等电点（5.4）接近。对其中两个肽段的二级串联肽序列图谱的数据库检索，ALVQQVEDLRM 单肽质量为 1 169.640 4，离子得分（ions score）为 29，expect 为 1.1，其强度最高的 13 个峰的离子匹配率为 7/48；SHLDQQVEEFR 单肽质量为 1 386.652 8，离子得分（ions score）为 53，Expect 为 0.003 6，其强度最高的 13 个峰的离子匹配率为 15/52。肽段的序列图谱检索结果均支持MixM630（SinMA 904）与载脂蛋白A-Ⅳ具有较好的匹配。

表6-2 部分差异蛋白点的质谱鉴定结果

NO.	NAME	MW（Mr）	calculated pI value	sequence coverage（%）
1	complement cytolysis inhibitor〔Sus scrofa〕	52 312	5.62	6%
2	complement C4〔Sus scrofa〕	58 906	6.06	27%
3	apolipoprotein A-Ⅳ〔Sus scrofa〕	43 268	5.69	65%
4	alpha-1 acid glycoprotein	21 113	5.83	56%
5	alpha-1 antitrypsin〔Sus scrofa〕	47 449	5.54	39%
6	alpha-2-HS-glycoprotein precursor（Fetuin-A）	39 199	5.5	33%
7	apolipoprotein A-1	30 312	5.38	67%

2）酶联免疫吸附测定方法验证血浆中热休克蛋白27和心肌肌钙蛋白 T 的变化

酶联免疫吸附测定（enzyme-linked immunosorbent assay, ELISA）方法分析结果显示，与假手术组相比，术后 4 周各组热休克蛋白

（heat shock protein，HSP）27 和心肌肌钙蛋白 T（cardiac troponin T，cTnT）表达水平有显著差异（P<0.05）（表 6-3）。

表 6-3　术后 4 周、8 周血浆 HSP27 和 cTnT 的变化

分组	N	HSP27（ng/ml）	cTnT（ng/ml）
假手术组			
4w	10	9.907 ± 2.08	64.20 ± 19.27
模型组			
4w	9	12.37 ± 4.72 ▲	78.62 ± 28.32 ▲

注：与假手术组相比，▲P<0.05。

（2）小型猪心肌缺血血瘀证模型血清核磁共振代谢组学研究

血瘀证组血清的 ^{1}H-NMR 谱及主成分分析：采用主成分分析（principal component analysis，PCA）方法对 NMR 谱图进行解析，进一步研究了冠心病慢性心肌缺血状态下内源性代谢物的变化。模型组与假手术组 PCA 得分图与荷载图信息表明，模型组与假手术组能沿 t 轴清晰分开，且信息丢失少，Carr-Purcell-Meiboom-Gill（CPMG）脉冲序列与扩散编辑脉冲序列（LED）的 PCA 得分分别为 62.59% 和 69.88%。血清整体成分稳定，大部分化合物聚集在特定区域，而其中对 PCA 分类贡献较大、差别明显的代谢物包括含量上升的葡萄糖（δ5.23，4.64）、乳酸（δ4.2，1.33）、柠檬酸（δ2.67）、乙酸（δ1.95），γ 氨基丁酸（δ1.91）、肌酸（δ2.93）、β 羟丁酸（δ1.20）、肉碱（δ2.44）、亮氨酸（δ0.9）、缬氨酸（δ0.99）和含量下降的脂质体［极低密度脂蛋白（very low density lipoprotein，VLDL）and LDL，δ1.27］，脂质体（lipid=CH–CH$_2$，δ2.06）。血清中代表性代谢物的 NMR 图谱、谱峰、化学位移及其信号强度变化列于表 6-4，PCA 分析结果见图 6-1。

表 6-4 模型动物 Ameroid 环放置 1 周后的血清代谢物化合物

Compound	多重性和 化学位移	峰面积 peak area		P 值
	multiplet and δ	假手术组 control	模型组 model	P-Value
葡萄糖 glucose	5.23(d)、 4.64(d)	6 657 ± 3 046	11 701 ± 2 499	0.034
乳酸 lactate	4.12(q)、 1.33(d)	26 549 ± 1 095	40 002 ± 21 328	0.049
柠檬酸 citrate	2.67(s)	2 957 ± 1 974	5 029 ± 889	0.035
乙酸 acetate	1.95(s)	4 777 ± 986	6 612 ± 1 375	0.025
γ 氨基丁酸 γ-amino-n- butyrate	1.91(s)	6 888 ± 3 268	11 282 ± 1 747	0.014
肌酸 creatine	2.93(s)	5 310 ± 894	6 786 ± 1 020	0.042
β-羟丁酸 β-hydroxybutyrate	1.20(d)	4 323 ± 2 477	7 647 ± 1 647	0.022
肉碱 carnitine	2.44(dd)	6 306 ± 2 453	9 056 ± 1 361	0.034
亮氨酸 leucine	0.90(t)	4 745 ± 1 448	11 108 ± 4 151	0.013
缬氨酸 valine	0.99(d)	2 246 ± 506	3 072 ± 986	0.000
脂质体 lipid-CH$_2$	1.27	20 568 ± 9 746	12 390 ± 1 450	0.001
脂质体 lipid=CH–CH$_2$	2.06	10 873 ± 3 295	2 360 ± 1 816	0.001

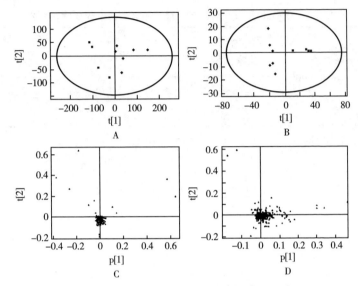

图 6-1　术后 4 星期模型组和假手术组血清
^{1}H-NMR 谱图数据主成分得分与荷载图

CPMG 和 LED 得分图显示,基于 PCA 技术的代谢组学方法能清晰地区分出模型组与假手术组,血清代谢组学可以较好地对中医血瘀证与非血瘀证进行辨识;两组差异谱峰对应的物质共同构成了心肌缺血血瘀证模型的代谢组学特征,其中血瘀证组表现为血糖升高、LDL 和 VLDL 的降低,血液黏稠度增高,与中医对血瘀证"稠、黏、凝、滞"的描述相符。冠状动脉前降支狭窄后,心肌缺血缺氧,导致三磷酸腺苷(adenosine-triphosphate,ATP)急剧消耗,细胞质内的肌酸大大增加,激活了细胞内的糖分解过程,产生过量乳酸,释放入血液后,使得血乳酸的浓度大大升高,激活肝脏和骨骼肌细胞中的糖异生途径,将多余的乳酸转变成葡萄糖。此外,糖氧化供能障碍,使脂肪动员代偿性增强,作为脂肪酸分解氧化的关键物质,肉碱浓度迅速上升,脂肪酸的分解利用使 VLDL 和 LDL 合成原料减少,导致其含量下降,甘油三酯代谢障碍,从而为冠状动脉粥样硬化、脂质斑块的沉积提供了条件。作为糖与脂类代谢的最终通路,柠檬酸循环(tricarboxylic acid cycle, TCA)出现下降,糖、脂类代谢障碍,TCA 通路的异常,是冠心病进行性恶化与转归的基础,其中柠檬酸、γ氨基丁酸、乳酸、肉碱等特定分子异常表达可能成为冠心病心肌缺血临床诊断与治疗靶标。

3. 心肌缺血血瘀证的生物学基础总结 笔者团队前期采用蛋白质组策略结合基因本体(gene ontology, GO)等生物信息算法对差异蛋白的 GO 功能和京都基因与基因组百科全书(KEGG)通路进行信号通路注释分析(超几何分布统计检验),蛋白免疫印迹法(Western blot, WB)验证,发现在临床冠心病、心肌缺血小型猪等血瘀证具有共性的特征分子群,且特征蛋白分子群形成一个相互作用的蛋白网络(37 个蛋白质,110 对相互作用)。网络中的蛋白质具有应激和转运功能,参与循环系统疾病(circulatory disease),细胞通讯类(cell communication)通路,这些通路中的 β- 肌动蛋白(β-actin, ACTB),肌动蛋白丙1(actin, gamma 1, ACTG1),甲辅肌动蛋白 4(alpha actinin 4, ACTN4),微管蛋白 β(active tubulin β, TUBB)等基因在网络中具有较高的连接度。此外,TNF-α 在早期心肌缺血血瘀证中介导了以 IL-1、IL-6 升高为主要表现的炎症反应,但随病程的变化,炎症反应的消退,TNF-α 的持续高表达在血瘀证后期主要介导了以 MMP-2、MMP-9 为主要表现的心肌肥大与心室重塑过程。

(二)心肌缺血气虚血瘀证的生物学基础

1. 心肌缺血气虚血瘀证的临床研究

(1)临床心肌缺血气虚血瘀证的蛋白质组学研究:选取临床诊断明确的气虚血瘀证患者进行基于同位素标记相对和绝对定量(isobaric tag for relative and absolute quantitation, iTRAQ)的蛋白质组学研究,共找到心肌缺血气虚血瘀证表达差异蛋白质16 个,其中 11 个蛋白质表达上调(向上的箭头),5 个蛋白质表达下调(向下的箭头)。具体分析结果见表 6-5。

表 6-5　与健康组比较心肌缺血气虚血瘀证差异蛋白质列表

序号	蛋白质名称	表达变化
1	apolipoprotein E	↑
2	galectin-3-binding protein	↑
3	complement 9	↑
4	inter-alpha trypsin inhibitor family heavy chain（ITIH1）	↑
5	Apolipoprotein D precursor	↑
6	Complement C5 preproprotein	↑
7	inter-alpha trypsin inhibitor family heavy chain-related protein（IHRP）	↑
8	alpha-2-macroglobulin precursor	↑
9	serum amyloid A-4 protein precursor	↑
10	gi|37138 unnamed protein product*	↑
11	gi|16553735 unnamed protein product*	↑
12	vitamin D-binding protein（DBP；VDB）	↓
13	trypsin inhibitor	↓
14	ceruloplasmin precursor	↓
15	transthyretin precursor（TBPA；TTR）	↓
16	apolipoprotein C-Ⅲ precursor（ApoC-Ⅲ）	↓

注：①表达变化为差异倍数≥1.2 倍；② ＊示：NCBI 数据库中未找见的无名蛋白质。

与健康对照组相比较，气虚血瘀证组表达上调的蛋白质有 ApoE、半乳糖凝集素 -3 结合蛋白（galectin-3-binding protein）、补体 9（complement 9）、间 -α 胰蛋白酶抑制剂重链（inter-alpha-trypsin inhibitor heavy chain, ITIH1）、载脂蛋白 D 前体（apolipoprotein D precursor）、补体 C5 前蛋白原（complement C5 preproprotein）、α- 胰蛋白酶抑制剂家族重链相关蛋白（inter-alpha-trypsin inhibitor family heavy chain-related protein, IHRP)、α-2 巨球蛋白前体(alpha-2-macroglobulin precursor)、血清淀粉样蛋白 A-4 蛋白前体(serum amyloid A-4 protein precursor, SAA4)以及两个无名蛋白质 gi|37138 和 gi|16553735。

与健康对照组相比较,气虚血瘀证组表达下调的蛋白质有维生素 D 结合蛋白(vitamin D-binding protein, DBP)、胰蛋白酶抑制剂(trypsin inhibitor)、铜蓝蛋白前体(ceruloplasmin precursor)、甲状腺素运载蛋白前体(transthyretin precursor, TBPA)、载脂蛋白 C-III 前体(apolipoprotein C-III precursor, ApoC-III)。

进一步对差异蛋白点进行质谱鉴定和验证发现,包括纤维蛋白原 β 链(fibrinogen β chain),纤维蛋白原 γ 链(fibrinogen γ chain),α-1 抗胰蛋白酶(α-1 antitrypsin),转甲状腺素蛋白(transthyretin),结合珠蛋白(haptoglobin)在气虚血瘀组患者血浆中高表达,载脂蛋白 A-Ⅰ、载脂蛋白 A-Ⅳ在气虚血瘀组患者血浆中低表达(表 6-6)。

表 6-6　部分差异蛋白点的质谱鉴定结果

No.	NCBInr	Name	MW	PI	coverage
1	gi|182439	fibrinogen γ chain	50 077	5.61	47%
2	gi|6137432	α-1 antitrypsin	44 356	5.43	55%
3	gi|14719397	transthyretin	12 671	5.26	43%
4	gi|3337390	haptoglobin	38 722	6.14	37%
5	gi|90108664	apolipoprotein A-Ⅰ	28 061	5.27	60%
6	gi|178759	apolipoprotein A-Ⅳ	45 307	5.23	45%
7	gi|119625340	fibrinogen β chain	44 724	8.84	34%

以上在心肌缺血气虚血瘀证患者血浆中表达上调的差异蛋白根据功能可分为:①急性时相反应蛋白,如血清淀粉样蛋

白 A（SAA）、C 反应蛋白（CRP）；②补体蛋白，如 C6；③心肌损伤蛋白，如肌球蛋白重链 11 平滑肌（myosin heavy chain 11, smooth muscle, MYH11）；④凝血相关蛋白，如载脂蛋白 H（apolipoprotein H, APOH）、膜联蛋白（annexin-6, ANXA6）、纤连蛋白（fibronectin, FN）。

在心肌缺血气虚血瘀证患者血浆中表达下调的差异蛋白根据功能可分为：①载脂蛋白，如 ApoA4 等；②氧运输相关蛋白，如血红蛋白 β（hemoglobin β, HBB）、血红蛋白 δ（hemoglobin δ, HBD）、转铁蛋白（transferrin, TF）；③细胞骨架调控蛋白，如凝溶胶蛋白（gelsolin, GSN）。结合上述文献报道，我们推测，心肌缺血气虚血瘀证可能属于一种炎症反应；心肌缺血气虚血瘀证患者可能同时存在心肌损伤、凝血相关蛋白异常、脂代谢紊乱与氧运输障碍。这些方面相互影响，互为因果。其中，ApoA4、SAA、铜蓝蛋白（CP）与冠心病的关系已有文献报道，且与笔者团队研究结论一致。而 C6、MYH11、APOH、ANXA6、HBB、HBD、GSN、TF 与心绞痛的关系还未见报道，尤其是仅在心肌缺血气虚血瘀证患者血浆中表达升高的 α-肌动蛋白（α-actin, ACTA）、FN 尚未见报道，很可能会成为心肌缺血血瘀证的新的标志物。

（2）临床心肌缺血气虚血瘀证的代谢组学研究：临床气虚血瘀患者代谢组学研究结果显示，冠心病不稳定心绞痛患者尿液中缬氨酸、丙氨酸、苯丙氨酸、葡萄糖、组氨酸、色氨酸、马尿酸等代谢物含量升高；另外甘氨酸、色氨酸、柠檬酸、肌酸酐、α-酮戊二酸、三甲胺、顺式乌头酸、甲基烟碱、α-羟基正戊酸等代谢物含量下降，由于临床样本有限，仍需扩大临床样本量对该结果加以验证。初步结果表明基于核磁共振的代谢组学方法可以对心肌缺血气虚血瘀证患者尿液中的代谢物变化进行客观评价，尿液中部分代谢物的变化也为心肌缺血气虚血瘀证的诊断和治疗提供了借鉴和帮助。

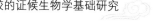

2. 小型猪心肌缺血气虚血瘀证的生物学基础研究

（1）小型猪心肌缺血气虚血瘀证的蛋白质组学研究：小型猪心肌缺血气虚血瘀证的证候时间窗在缩窄环放置后8周，是该模型血瘀证的进一步发展演变。在此阶段，基于2D双向电泳的蛋白质组学结果显示，模型组动物与假手术组相比，有8个明显的下调蛋白点，22个明显的上调蛋白点。

差异蛋白主要是与氧化还原反应蛋白及相关的心肌结构蛋白，包括NADH脱氢酶（辅酶）铁硫蛋白1、氧化还原酶、NAD的结合蛋白、白蛋白、apo A-Ⅰ、HSP27、cTnT、肌球蛋白。相关蛋白的表达丰度及MW、pI、肽指纹图谱序列覆盖率（sequence coverage），见表6-7。

表6-7　部分差异蛋白点的质谱鉴定结果

name	MW（Mr）	calculated PI value	sequence coverage（%）
NADH dehydrogenase（ubiquinone）Fe-S protein	80 654	5.85	48%
heat shock 27kDa protein 1	22 985	6.23	43%
isocitrate dehydrogenase 3（NAD$^+$）alpha	40 062	6.72	54%
cardiac alpha tropomyosin	32 718	4.69	45%
oxidoreductase, NAD-binding pretein	35 539	6.53	30%
antioxidant protein isoform2	26 811	6.79	45%
myosin light polypeptide 3	22 526	5.02	65%
chain A, novel Nadph-binding domain revealed by the crystal structure of aldose reductase	35 985	5.76	37%
troponin T, cardiac muscle	35 709	4.95	33%
apolipoprotein A-I［Sus scrofa］	30 312	5.38	55%

结果显示,所得到的心肌缺血气虚血瘀证的局部心肌差异表达蛋白若以功能划分,可分为以下三个方面:

1)能量代谢相关蛋白:三羧酸循环密切相关的呼吸链相关蛋白,主要包括 NADH 脱氢酶(辅酶)铁硫蛋白 1、NADPH-醛糖还原酶、异柠檬酸脱氢酶 3(NAD$^+$ 的)alpha、氧化还原酶、NAD 的结合蛋白等。心肌舒缩活动的能量主要由心肌细胞线粒体氧化磷酸化提供,位于线粒体内膜的呼吸链,包括糖、脂、蛋白质三大物质分解代谢中的脱氢氧化反应,绝大多数是通过 NADH 氧化呼吸链来完成。NADH 由 NADH 脱氢酶(一种以 FMN 为辅基的黄素蛋白)和一系列铁硫蛋白(铁 - 硫中心)组成。它得到两个电子,经铁硫蛋白传递给辅酶 Q。铁硫蛋白含有非血红素铁和对酸不稳定的硫,其铁与肽类半胱氨酸的硫原子配位结合。铁的价态变化使电子从还原型黄素单核苷酸(flavin mononucleotide,FMNH2)转移到辅酶 Q。此链氧化生成水时,所释放的能量可以生成三个 ATP。此外,NAD$^+$- 依赖型异柠檬酸脱氢酶是三羧酸循环的限速酶,负责催化异柠檬酸氧化脱羧成 α- 酮戊二酸,进入三羧酸循环,为心脏的舒缩提供能量。它是最主要的能量代谢调节点,辅酶是 NAD$^+$,脱氢生成的 NADH$^+$H$^+$ 经线粒体内膜上经呼吸链传递生成水,氧化磷酸化生成 3 分子 ATP。心肌缺血气虚血瘀证时,NADH 氧化呼吸链出现障碍,三羧酸循环紊乱,ATP 生成减少,不能提供心脏活动所需的能量,心肌收缩力下降,心功能低下,导致临床胸闷、心悸、懒动、倦乏等气虚血瘀证症状群的出现,也导致了血瘀证血流缓慢黏滞的血液流变学改变。

2)心肌结构功能相关蛋白:cTnT、肌球蛋白(myosin light polypeptide)与应激反应蛋白 HSP27。随着对心肌肌钙蛋白(cTnT)深入研究,无论是对心肌缺血诊断的特异性还是敏感性,都被认为是目前最好的确定标志物,成为冠心病急性心肌梗死(acute myocardial infarction,AMI)的诊断金标准。cTnT 在血中浓度很快升高,而且具有相当长的诊断窗口期。有研究显示,cTnT浓度大于100pg/ml时,心力衰竭患者的死亡率增加2倍,cTnT含量及变化特点能为心肌损伤的可复与否提供依据,可以把cTnT作为心肌缺血预后的判定指标与评估药效的重要参考指标之一。HSP27是热休克基因(heat shock gene, HSG)编码的低分子量蛋白质之一,它能抵抗各种应激反应,包括热休克、氧化应激、炎症因子等,防止Actin的破坏,维护细胞骨架的稳定,维持谷胱甘肽水平,可以减少细胞间的ROS,维持线粒体膜电势稳定,阻止细胞色素C的释放,从而减轻氧化应激损伤反应,参与机体免疫和抗细胞凋亡等方面都发挥着重要的作用。

3)脂类代谢相关蛋白:apo A-I是HDL的主要蛋白成分,具有清除组织中的脂质和抗动脉粥样硬化的作用,apo A-I可直接反映HDL水平,与HDL一样可以预测和评价心肌缺血的危险性,但apo A-I较HDL更精确,更能反映脂蛋白状态。其水平与心肌缺血发病率呈负相关,是诊断心肌缺血的一种较灵敏指标。大量临床和流行病学研究证实apo A-I的降低是心肌缺血与心肌梗死(myocardial infarction, MI)的独立危险因素。

值得注意的是,在笔者团队研究过程中发现,未进行高脂饲料喂养等其他脂质干预条件,只进行了冠脉局部的阻滞,实验结果却出现了脂质代谢的紊乱。而脂质浸润学说认为,临床上慢性脂质代谢的紊乱,导致ox-LDL的沉积,导致冠脉狭窄,最终导致心肌缺血的临床症状,认为此过程为典型的心肌缺血发病机制,而本团队前期研究结果表明,单一的心肌缺血同样能导致脂质代谢的紊乱,可能与缺血心脏代偿性利用脂肪酸进行能量代谢,最终引起脂质代谢的障碍有关。

综上所述,采用双向凝胶电泳和MALDI-TOF-MS技术对心肌缺血气虚血瘀证的心肌的蛋白表达进行比较研究,初步发现了NADH脱氢酶(辅酶)铁硫蛋白1、链A(通过醛糖还原酶晶体结构揭示的新型NADPH结合域)、异柠檬酸脱氢酶3(NAD$^+$

的）alpha、氧化还原酶、NAD 的结合蛋白、apo A-I、HSP27、cTnT、肌球蛋白（myosin light polype-ptide）等在心肌缺血气虚血瘀证模型心肌中存在差异表达。其中，NADH 氧化呼吸链功能障碍以及心肌结构蛋白损伤可能是造成心肌收缩力下降，舒张功能障碍以及心功能低下，进而产生心肌缺血气虚血瘀证临床症状群主要的原因。由此可见，心肌缺血气虚血瘀证蛋白层面的病理机制与 NADH 介导的呼吸链能量代谢低下及心肌损伤密切相关，为心肌缺血气虚血瘀证的病理机制研究、特征诊断标志物的发现，以及新的药物靶标的开发提供了新的线索。

（2）小型猪心肌缺血气虚血瘀证的血液代谢组学研究：心肌缺血气虚血瘀证和假手术组的动物血浆经三甲基硅烷衍生和 GC/TOF-MS 分析得到的总流离子图（TIC 图）。采用自动峰识别程序和标准数据库发现，其主要包括有机小分子氨基酸类、糖类以及脂质体类等物质。从直观的总离子流色谱图中发现，有一些谱峰在心肌缺血气虚血瘀证和假手术组的动物之间存在着明显的差异，比如和正常组相比，其中横坐标表示化合物的保留时间（retention time，RT），纵坐标表示该化合物的信号强度（pi-coampere，pA）。两组代谢物的改变包括脂类代谢产物甘油、棕榈酸、醋酸、二十三碳二炔酸以及肌醇、脯氨酸等含量上升；氨基酸类代谢物丙氨酸，苯丙氨酸、尿素与糖类化合物 d- 葡萄糖、α′-D- 葡萄糖苷以及脂类化合物丙酸、丁酸、硬脂酸等含量降低。而这些结果期待进一步的多维统计验证。

采用主成分分析（PCA）方法对心肌缺血动物模型与假手术组 GC 谱图进行解析，结果显示假手术组和模型组代谢物沿椭圆的短轴 t1 轴分开，且信息丢失少，PCA 得分覆盖了 77.29% 的信息量。血清整体成分稳定，大部分化合物聚集在特定区域，而其中对 PCA 分类贡献较大、差别明显的代谢物包括柠檬酸、葡萄糖、硬脂酸、棕榈酸、甘油等化合物。血浆中代表性代谢物 GC 谱峰的信号强度与代谢物名称变化列于表 6-8。

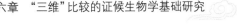

表 6-8　血浆中代表性代谢物 GC 谱峰的信号强度与代谢物名称变化

Metabolic pathway	RT (min)	Metabolites	Sham-opeerated (×10)	Model (×10)	P value	Change
energy metabolism	19.83	citric acid	19.60 ± 9.855	7.04 ± 4.231	0.014	↓
amino acid metabolism	9.80	alanine	0.72 ± 0.067	0.57 ± 0.157	0.048	↓
	13.36	glycine	1.63 ± 0.476	1.06 ± 0.365	0.028	↓
	16.34	proline	0.75 ± 0.149	1.02 ± 0.314	0.033	↑
	12.16	urea	6.59 ± 0.950	5.08 ± 0.866	0.008	↓
	17.65	phenylalanine	0.55 ± 0.069	0.26 ± 0.246	0.032	↓
glucose metabolism	20.77	d-glucose	13.80 ± 2.232	10.29 ± 1.813	0.004	↓
	21.29	α-D-dluco-pyranoside	0.25 ± 0.176	0.06 ± 0.024	0.036	↓
fatty acid metabolism	7.86	acetic acid	1.83 ± 0.624	3.17 ± 0.536	0.024	↑
	8.96	propanoic acid	5.60 ± 1.647	3.30 ± 1.474	0.019	↓
	14.99	butanoic acid	0.52 ± 0.185	0.35 ± 0.058	0.038	↓
	26.26	octadeca-trienoic	0.42 ± 0.165	0.17 ± 0.139	0.011	↓
	33.81	tricosadiynoic acid	4.77 ± 1.864	8.54 ± 4.126	0.028	↑
	22.88	myo-Inositol	0.23 ± 0.128	0.58 ± 0.205	0.029	↑
	24.34	glycerol	1.20 ± 0.473	2.66 ± 1.282	0.005	↑
	21.89	hexadecanoic acid	3.70 ± 1.218	2.28 ± 1.480	0.042	↓
	22.85	heptadecanoic acid	0.22 ± 0.151	0.42 ± 0.164	0.047	↑

基于 NMR 的心肌缺血气虚血瘀证代谢组学研究发现,模型组样本中 VLDL 和 LDL 含量降低,伴随乳酸、葡萄糖、肌酐、柠檬酸、谷氨酸、脯氨酸等糖类和氨基酸类代谢物的上升。

采用 PCA 方法对心肌缺血动物模型与假手术组 ¹H-NMR 谱图进行解析,进一步研究了心肌缺血气虚血瘀证状态下内源性代谢物的变化。实验表明:假手术与模型两组大致以 t1 轴分开,它们荷载图也显示血清大部分的代谢物也集中在一个区域,表明血清整体性状比较稳定,但是,有些代谢物偏离中心较远,提示两组动物血清中存在着差异显著的化合物群,通过对其化学位移的分析后,我们可以确定代谢物的化学名称,以及相对的浓度含量。实验 ¹H-NMR 谱的波峰积分值域载荷图的 PCA 结果见图 6-2。具体化合物以及其浓度变化见表 6-9。

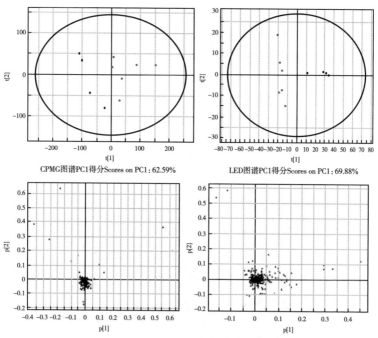

图 6-2 ¹H-NMR 谱波峰积分值域载荷图的 PCA 结果

表6-9 具体化合物以及其浓度变化

代谢物	归属	化学位移和多重峰	模型
乳酸（lactate）	CH	4.12（q）、1.34（d）	↑
柠檬酸（citrate）	1/2 CH$_2$	2.67（s）	↑
谷氨酸（glutamate）	β-CH$_2$	2.08（m）	↑
γ 氨基丁酸（γ-amino-n-butyrate）	β-CH$_2$	1.91（m）	↑
肌酸（creatine）	CH$_2$	3.93（s）	↑
β 羟丁酸（β-hydroxybutyrate）	CH$_3$	4.16（d）	↑
脯氨酸（proline）	β-CH$_2$	2.07（m）	↑
苏氨酸（leucine）	CH$_3$	1.35d	↑
α- 葡萄糖（α-glucose）	CH$_1$	5.23（d）	↑
β- 葡萄糖（β-glucose）	CH$_1$	3.90~4.64	↑
乙酸（acetate）	CH$_3$	1.95（s）	↑
肉碱（carnitine）	CH$_2$（COO）	2.44（dd）	↑
亮氨酸（leucine）	CH$_3$	0.90t	↑
缬氨酸（valine）	CH$_3$	0.99（d）	↑
脂质体［lipid-CH$_2$（VLDL and LDL）］	CH$_2$	1.27	↓
脂质体（lipid-CH-CH$_2$）	CH-CH$_2$	2.06	↓

注：①峰的类型：s, singlet; d, doublet; t, trip let; q.quartet; m.multiplet; dd:（double-double）t:浓度增加（a detectable elevation concentration）；↓浓度下降（a detectable decrease in concentration）。

综合 GC 和 NMR 代谢组学的结果,对差异代谢物进行生物学分析,发现:

1）能量代谢方面:与假手术组相比,心肌缺血气虚血瘀证组三羧酸循环中间产物（柠檬酸、γ 氨基丁酸）含量降低,提示气虚血瘀证组三羧酸循环受阻,代谢水平下调,能量代谢障碍。

2)糖代谢方面:与假手术组相比,心肌缺血气虚血瘀证组 d- 葡萄糖、α′-D- 葡萄糖苷、α- 葡萄糖、β 葡萄糖的血浆含量均出现不同程度的下调,乳酸的含量上升。有研究显示,我国心肌缺血患者 80% 存在糖代谢异常,而团队的实验结果亦提示心肌缺血气虚血瘀证组存在糖代谢紊乱。尤其是心肌在缺血缺氧的情况下,葡萄糖的浓度降低激活了乳酸循环的过程,机体通过糖异生和糖酵解为心脏的舒缩提供能量,糖代谢水平低可能是气虚证的生物标志之一。

3)脂质代谢方面:与假手术组相比,心肌缺血气虚血瘀证组肉碱(carnitine)、β 羟丁酸(β-hydroxybutyrate)等含量较高;低密度脂蛋白、极低密度脂蛋白、高密度脂蛋白、不饱和脂肪酸含量较低。血脂代谢紊乱是心肌缺血的重要危险因素,易诱发及加重动脉粥样硬化并伴发非特异性炎症。而本实验在未给予高脂饲料,也未引入其他脂类干预的情况下,单纯的心肌缺血模型反过来导致了脂类代谢的紊乱。可见,脂类代谢的障碍不仅能够引起心肌缺血。相反的,心肌缺血也能逆向的引起脂类代谢的紊乱。可见,实验结果亦提示心肌缺血气虚血瘀证存在明显脂质代谢紊乱。

4)氨基酸代谢方面:与假手术组相比,心肌缺血气虚血瘀证组谷氨酸(glutamate)、脯氨酸(proline)、苏氨酸(leucine)、乙酸(acetate)、亮氨酸(leucine)、缬氨酸(valine)含量较高,丙氨酸、苯丙氨酸、甘氨酸等含量较低。谷氨酸、脯氨酸含量增高与文献报道一致。值得注意的是,脯氨酸作为非必需氨基酸,含量反而上升,可能与它对缺血细胞的保护作用有关。

综上,心肌缺血气虚血瘀证差异代谢物含量升高的有葡萄糖、乳酸、柠檬酸、谷氨酸、γ- 氨基丁酸、肌酸、β 羟丁酸、脯氨酸、苏氨酸,含量下降的有脂质体(VLDL and LDL)、脂质体(lipid-CH_2)。此外,甘油、棕榈酸、醋酸、二十三碳二炔酸以及肌醇、脯氨酸等含量上升；氨基酸类代谢物丙氨酸、苯丙氨酸、尿素等含量降低等，这些物质共同构成了心肌缺血气虚血瘀证的代谢组学特征。其中气虚血瘀证组表现为血糖升高、VLDL和 LDL 的降低，从而出现糖代谢、脂质代谢紊乱，血液黏稠度增高，结合血液流变学的改变，血浆黏度与刚性指数、高切还原黏度、低切还原黏度均显著增高。可见，生物标志物群／谱能全面地反映机体整体代谢功能的变化，也能更好地对疾病证候进行判别归类分析。通过对证候相关代谢谱的研究，有可能对中医证型进行相关客观化的研究。

3. 大鼠心肌缺血气虚血瘀证的生物学基础研究

（1）大鼠心肌缺血气虚血瘀病证的蛋白质组学研究：为从蛋白质整体水平上认识气虚血瘀证可能的内在生物学基础，我们对大鼠心肌缺血气虚血瘀病证结合动物模型展开了大量蛋白质组学的相关研究。通过比较正常与模型动物的差异蛋白群，以期获取大鼠模型气虚血瘀证形成过程中的蛋白质组学特征和内在分子机制。

采用双向电泳（two-dimensional electrophoresis, 2-DE）与 MALDI-TOF/TOF-MS 相结合的方法对术后 28 天冠心病气虚血瘀证大鼠左心室缺血区（位于红色正常区和白色变薄梗死区之间的暗红色区域）和假手术组左心室心肌样品进行蛋白质组分析检测，结果表明，与假手术组比较，模型组缺血区心肌组织中共有 18 个差异蛋白，其中 4 个表达上调，14 个表达下降。对其中差异最显著的 10 个蛋白进行肽质指纹图谱分析发现，有 8 个与 NCBInr 数据库中相应的蛋白质覆盖率高（SCORE>59），分别为 αB- 晶状体蛋白（alpha B-crystallinα）、谷胱甘肽过氧化物酶（Gpx1 protein）、苹果酸脱氢酶（malate dehydrogenase 1, NAD）、蛋白酶前体或 α 亚基（protease precursor 28 subunit）、铜锌超氧化物歧化酶（Cu-Zn superoxide dismutase）、磷酸丙糖异构酶（Tpi1 protein）、肌浆球蛋白轻链（myosin, light polypeptide 3）、

NADH 脱氢酶,铁硫蛋白 8（NADH dehydrogenase Fe-S protein 8）。其中,苹果酸脱氢酶、铁硫蛋白 8、肌浆球蛋白轻链、谷胱甘肽过氧化物酶、铜锌超氧化物歧化酶含量下降,αB- 晶状体蛋白、磷酸丙糖异构酶、蛋白酶前体或 α 亚基含量增高。通过蛋白功能注释,结果发现这些差异蛋白与心肌能量代谢障碍、氧化损伤和心肌自我保护有关（表 6-10、表 6-11、表 6-12）。

表 6-10 假手术组和模型组差异蛋白质点 VOL 结果（$\overline{X} \pm s$）

蛋白质序号	假手术组	模型组
723	370.77 ± 88.65	5 137.86 ± 146.29
784	3 245.28 ± 112.72	631.22 ± 68.71
814	792.64 ± 95.22	221.55 ± 86.41
818	463.68 ± 84.69	92.32 ± 45.58
827	1 189.82 ± 146.88	416.58 ± 120.28
860	515.29 ± 108.33	1 538.64 ± 125.66
872	2 031.48 ± 220.68	306.06 ± 35.12
874	3 307.54 ± 149.67	429.48 ± 68.22
881	3 951.02 ± 48.66	1 619.35 ± 100.62
896	1 830.06 ± 68.62	538.90 ± 75.66
902	1 192.13 ± 136.46	368.64 ± 95.33
906	2 002.13 ± 166.38	467.03 ± 55.84
923	3 814.93 ± 188.32	96.51 ± 42.11
926	1 537.35 ± 75.16	325.61 ± 66.52
967	249.74 ± 62.99	1 489.22 ± 166.47
992	2 563.92 ± 208.32	645.35 ± 105.26
1008	6 502.37 ± 249.35	780.58 ± 48.52
1024	1 106.58 ± 88.25	184.903 ± 45.27

表 6-11 Mascot 蛋白质检测结果

ID	NCBInr	Protein name	MW	PI	coverage
723	gi|57580	alpha B-crystallin	19 945	6.84	51%
784	gi|34849613	Gpx1 protein	16 649	6.73	32%
827	gi|15100179	Malate Dehydrogenase 1, NAD (soluble)	36 631	6.16	19%
860	gi|61098214	Protease (prosome, macropain) 28 subunit, alpha	28 788	5.63	35%
881	gi|203658	Cu-Zn superoxide dismutase	15 871	5.88	50%
967	gi|38512111	Tpi1 protein	27 214	7.07	29%
992	gi|6981240	myosin, light polypeptide 3	22 256	5.03	49%
1024	gi|27661165	NADH dehydrogenase Fe-S protein 8	24 411	5.87	26%

表 6-12 差异蛋白质的功能

蛋白质名称（英文）	蛋白质名称（中文）	变化趋势	蛋白质功能
alpha B-crystallin	αB-晶状体蛋白	上调	小分子热休克蛋白
Gpx1 protein	谷胱甘肽过氧化物酶	下调	清除氧自由基
malate dehydrogenase 1, NAD (soluble)	苹果酸脱氢酶	下调	草酰乙酸还原成苹果酸
Protease (prosome, macropain) 28 subunit, alpha	蛋白酶前体或α亚基	上调	与蛋白质降解相关的蛋白酶复合体
Cu-Zn superoxide dismutase	铜锌超氧化物歧化酶	下调	清除氧自由基
Tpi1 protein	磷酸丙糖异构酶	上调	将磷酸二羟丙酮转变为 3-磷酸甘油醛
myosin, light polypeptide 3	肌浆球蛋白轻链	下调	结构蛋白
NADH dehydrogenase Fe-S protein 8	NADH 脱氢酶, 铁硫蛋白 8	下调	重要的呼吸链蛋白

随后,采用非标记定量蛋白质组策略对术后第 4、14、28、45 天,即两个气虚证时间点和两个气虚血瘀证时间点大鼠心肌组织的蛋白表达谱进行动态分析。共鉴定出 526 个蛋白,其中 467 个蛋白在 4 个时间点均被鉴定到。以蛋白表达量比值 0.8~1.2 作为阈值进行筛选,得到 45 个差异蛋白可能与 "气虚证 - 气虚血瘀证 - 气虚证" 演变过程相关。通过 GO 注释和 KEGG 信号通路注释对差异蛋白质进行生物学过程、细胞成分、分子功能分类和细胞信号通路注释,结果显示,检测出的差异蛋白主要分为细胞骨架蛋白、代谢相关酶类、物质转运相关蛋白和氧化应激相关蛋白 4 大类,与心肌收缩、能量代谢、离子转运和心肌细胞肥大等 4 个方面的生物学改变有关。根据蛋白质在术后不同时间点的表达变化趋势对差异蛋白进行模糊聚类,得到 12 个分类(cluster),其中 6 类、28 个蛋白质的表达变化情况与心肌缺血气虚证和气虚血瘀证的证候动态演变相关。具体为(表 6-13、表 6-14、表 6-15):

表 6-13 不同证候时间窗内的代谢相关酶变化情况

变化趋势	气虚证早期 (术后 4d)	气虚血瘀证期 (术后 7~28d)	气虚证晚期 (术后 45~60d)
上调	烯醇化酶 -3beta、丙酮酸脱氢酶(硫辛酰胺)beta、硫酸丙糖异构酶 -1、NADH 脱氢酶、ATP 合酶氢离子转运线粒体 F1 复合体、琥珀酸脱氢酶	无	无
下调	L- 乳酸脱氢酶、线粒体三功能蛋白 alpha 亚单位、乙酰辅酶 A 酰基转移酶 2	ATP 合酶氢离子转运线粒体 F1 复合体、琥珀酸脱氢酶、酰基辅酶 A 脱氢酶长链片段 CRAc、线粒体酰基转移酶 2	酰基辅酶 A 脱氢酶长链片段 CRAc、线粒体三功能蛋白 alpha 亚单位、乙酰辅酶 A 酰基转移酶 2

表 6-14 不同证候时间窗内的细胞骨架蛋白变化情况

变化趋势	气虚证早期（术后 4d）	气虚血瘀证期（术后 7~28d）	气虚证晚期（术后 45~60d）
上调	结蛋白、平滑肌肌动蛋白 -γ2、心肌肌动蛋白 -α、平滑肌肌动蛋白 -α、胞质肌动蛋白 -γ、微管蛋白 -beta4	结蛋白、肌动蛋白 -alpha3	结蛋白
下调	原肌球蛋白 -α	无	无

表 6-15 不同证候时间窗内的部分蛋白质变化情况

变化趋势	气虚证早期（术后 4d）	气虚血瘀证期（术后 7~28d）	气虚证晚期（术后 45~60d）
上调	热休克蛋白 8、αB 晶体蛋白、白蛋白	电压依赖性阴离子通道蛋白、血红蛋白 β、血红蛋白 α、β- 珠蛋白	αB 晶体蛋白
下调	无	溶质转运家族 25 成员 4、5	无

气虚血瘀证期间显著上调的蛋白质：肌动蛋白 α3（actinin alpha 3）；电压依赖性阴离子通道（voltage-dependent anion channel 1）；血红蛋白 alpha 1 链（hemoglobin alpha 1 chain）；

气虚血瘀证期间显著下调的蛋白质：溶质转运家族 25 成员 4、5（solute carrier family 25, member 4, solute carrier family 25, member 5）；

气虚证早期显著上调且气虚血瘀证期间下调的蛋白质：ATP 合酶，氢离子转运，线粒体 F1 复合体（ATP synthase, H^+ transporting, mitochondrial F1 complex）；琥珀酸脱氢酶（succinate dehydrogenase complex subunit A）；L-3- 羟酰辅酶 A 脱氢酶（L-3-hydroxyacyl-coenzyme A dehydrogenase）。

结合差异蛋白质功能分类结果进行分析后发现，气虚证早期蛋白质组层面表现为细胞骨架蛋白质群的表达异常，脂肪酸代谢和糖酵解相关酶类上调，糖有氧氧化和三羧酸循环相关酶下调,氧化应激蛋白表达上调;气虚血瘀证阶段仍可见细胞骨架蛋白表达异常,但是与气虚证早期相比存在明显差异,出现三羧酸循环障碍、氧化磷酸化障碍、脂肪酸代谢障碍、线粒体功能下降,且转运蛋白表达异常;气虚证晚期仅见反映心肌重构的结蛋白表达增强,脂肪酸代谢相关蛋白及线粒体功能相关蛋白表达的明显降低,以及热休克蛋白的表达升高。

此外,经 Western blot 法对肌动蛋白、αB 晶状体蛋白、L- 乳酸脱氢酶、热休克蛋白 8 表达的动态变化验证结果与蛋白质组检测分析结果基本一致,提示蛋白质组定量结果的可靠性。

综上,笔者团队首先揭示了心肌缺血气虚血瘀证大鼠心肌组织的差异蛋白质谱,随后就心肌缺血后心肌病理的动态演变和蛋白质组动态检测结果与证候发展演变的相关性展开了探讨,以整体性蛋白质群的变化规律及其动态演变方式为基础阐明气虚血瘀证发生发展的内在机制。心肌梗死后发生的病理变化是心肌组织内的蛋白质组表达变化的结果,所以探寻疾病证候及证候演变过程中病变靶器官的蛋白质组动态变化,可能揭示出疾病证候在蛋白质层面的生物学基础。

(2)大鼠心肌缺血气虚血瘀病证结合动物模型代谢组学研究:基于心肌缺血气虚血瘀证动物模型将动物血浆经三甲基硅烷衍生和 GC/TOF-MS 分析得到的总流离子图(TIC 图)如图 6-3、图 6-4 所示。采用自动峰识别程序和标准数据库,笔者团队前期研究结果发现多种代谢产物,其主要包括有机小分子氨基酸类、糖类以及脂质体类等物质。从直观的总离子流色谱图中发现,有一些谱峰在心功能不全与假手术组的动物之间存在着明显的差异,例如与假手术组相比,其中横坐标表示化合物的保留时间(retention time, RT),纵坐标表示该化合物的信号强度(picoampere, pA);术后各不同时间点两组代谢物共同的改变包括能量代谢产物中的柠檬酸(citric acid)、环磷酸腺苷(cAMP);氨基酸代谢产物中的丙氨酸(alanine)、L- 缬氨酸（L-valine）、尿素（urea）等；糖代谢产物中的 à-D- 葡萄糖苷（à-D-glucopyranoside）；脂代谢产物中的棕榈酸（hexadecanoic acid）、硬脂酸（octadecanoic acid）等。其中具体表现如下：

术后 4 天，与假手术组相比，模型组代谢物的改变包括：能量代谢产物 citric acid、CAMP，氨基酸代谢物 L- 正缬氨酸（L-norvaline）、甘氨酸（glycine），糖代谢物 à-D-glucopyranoside，脂类代谢物如月桂酸（dodecanoic acid）、hexadecanoic acid、Octadecanoic acid 等含量上升；氨基酸代谢物 acetamide、ethylbis（trimethylsilyl）amine、alanine、L-valine、urea、L- 丝 氨 酸（L-serine），糖代谢产物 d-glucose、d-galactose、glucitol 以及脂肪酸代谢产物乙酸（acetic acid）、丙酸（propanoic acid）、丁酸（butanoic acid）等含量下降，如图 6-3 所示。

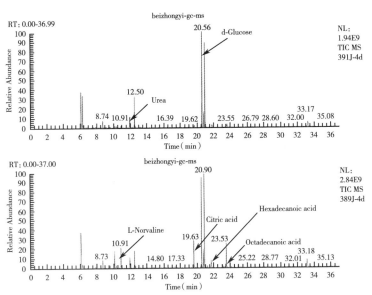

图 6-3 术后 4 天假手术与心肌缺血血瘀证组 GC-MS 总流离子图谱

术后 21 天，与假手术组相比，模型组代谢物的改变包括：能量代谢产物 citric acid、氨基酸代谢物 acetamide、ethylbis （trimethylsilyl）amine、alanine、L-norvaline、L-valine、urea、L-ser-ine，糖代谢物 α-D-glucopyranoside，脂类代谢物如 acetic acid、propanoic acid、butanoic acid、dodecanoic acid、hexadecanoic acid、octadecanoic acid 等含量上升；能量代谢产物 cAMP、氨基酸代谢物 glycine、L-proline 等含量下降，如图 6-4 所示。

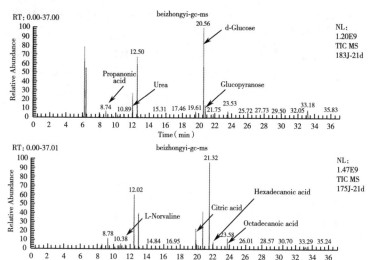

图 6-4　术后 21 天假手术与心肌缺血血瘀证组 GC-MS 总流离子图谱

　　基于对假手术组和心肌缺血气虚血瘀证模型组动物血浆的 GC-MS 谱图进行观察比较后，发现血浆中的代谢物含量发生了明显的变化；利用 PCA 方法将数据降维，可以排除众多谱图信息中相互重叠的信息。将原变量进行转换，使少数几个新变量成为原变量的线性组合，同时，这些新变量要尽可能多地表征原变量的数据结构特征而不丢失信息。本文采用 PCA 方法对心肌缺血模型与假手术组动物 GC 谱图进行解析，分析结果见图 6-5、图 6-6，结果显示术后 4 天，假手术组动物和模型组动物代谢物沿椭圆的短轴 t1 轴分开，且信息丢失少，PCA 得分覆盖了 90% 的信息量，如图 6-5 所示；术后 21 天，假手术组动物和模型组动物代谢物沿椭圆的短轴 t2 轴分开,PCA 得分覆盖了 90% 的信息量,如图 6-6 所示;术后 45 天,假手术组动物和模型组动物代谢物沿椭圆的短轴 t1 轴分开,且信息丢失少,PCA 得

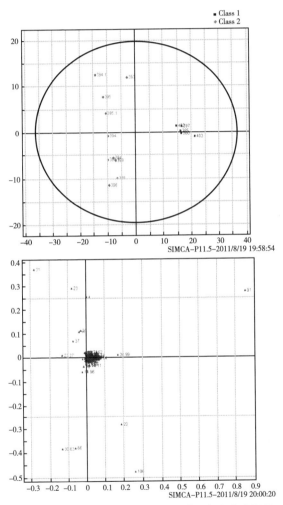

图 6-5　术后 4 天假手术组与心肌缺血气虚血瘀证组
GC-MS 图谱主成分分析得分图与荷载图

（◆）: Sham-operated group；（■）: Model group

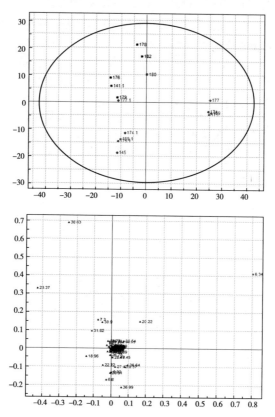

图 6-6　术后 21 天假手术组与心肌缺血血瘀证组
GC-MS 图谱主成分分析得分图与荷载图

（◆）: Sham-operated group;（■）: Model group

分覆盖了 90% 的信息量。血浆整体成分稳定,大部分化合物聚集在特定区域,而其中对 PCA 分类贡献较大、差别明显的代谢物包括柠檬酸、CAMP、硬脂酸、棕榈酸、月桂酸、尿素、正缬氨酸、α-D-葡萄糖苷等化合物。血浆中代表性代谢物 GC 谱峰的信号强度与代谢物名称变化列于表 6-16、表 6-17。

表 6-16 术后 4 天假手术与心肌缺血气虚血瘀证组血浆差异特征代谢物

metabolic pathway	RT (min)	metabolites	sham-operated (×10⁹)	model (×10⁹)	P value	change
TAC	19.60	citric acid	1.06 ± 0.721	4.54 ± 1.282	0.000	↑
	24.18	cAMP	0.20 ± 0.035	0.26 ± 0.036	0.033	↑
amino acid metabolism	6.90	acetamide	0.43 ± 0.084	0.027 ± 0.066	0.001	↓
	8.01	ethylbis (trimethylsilyl) amine	0.85 ± 0.025	0.52 ± 0.130	0.006	↓
	9.45	alanine	0.90 ± 0.230	0.52 ± 0.122	0.000	↓
	10.91	L-norvaline	0.83 ± 0.428	2.38 ± 0.0932	0.000	↑
	11.67	L-valine	0.18 ± 0.056	0.08 ± 0.046	0.002	↓
	11.97	urea	4.75 ± 1.096	3.55 ± 0.829	0.022	↓
	13.14	glycine	0.324 ± 0.068	0.69 ± 0.174	0.000	↑
	14.11	L-serine	1.95 ± 0.234	1.36 ± 0.301	0.003	↓
	16.15	L-proline	0.42 ± 0.038	0.42 ± 0.045	0.941	--

续表

metabolic pathway	RT (min)	metabolites	sham-operated (×10^9)	model (×10^9)	P value	change
glucose metabolism	20.57	d-glucose	22.78 ± 6.987	15.97 ± 3.549	0.013	→
	20.91	d-galactose	27.47 ± 7.200	14.28 ± 3.173	0.002	→
	15.30	α-D-glucopyranoside	0.27 ± 0.117	0.42 ± 0.137	0.026	←
	20.95	glucitol	22.79 ± 0.683	0.00 ± 0.000	0.026	→
fatty acid metabolism	8.77	lactic acid	1.93 ± 0.319	1.36 ± 0.325	0.005	→
	9.22	acetic acid	0.24 ± 0.017	0.18 ± 0.139	0.009	→
	14.80	butanoic acid	0.47 ± 0.166	0.73 ± 0.192	0.009	→
	17.48	dodecanoic acid	0.00 ± 0.000	0.70 ± 0.562	0.001	←
	21.73	hexadecanoic acid	1.68 ± 0.640	2.86 ± 1.387	0.026	←
	23.54	octadecanoic acid	4.03 ± 1.332	6.36 ± 1.847	0.017	←

表6-17 术后21天假手术与心肌缺血气虚血瘀证组血浆差异特征代谢物

metabolic pathway	RT (min)	metabolites	sham-operated (×10⁹)	model (×10⁹)	P value	change
TAC	19.60	citric acid	1.92 ± 1.909	4.33 ± 1.240	0.026	↑
	24.18	cAMP	0.27 ± 0.092	0.10 ± 0.052	0.006	↓
	8.01	ethylbis (trimethylsilyl) amine	0.79 ± 0.143	1.29 ± 0.437	0.048	↑
amino acid metabolism	9.60	alanine	0.64 ± 0.037	1.08 ± 0.311	0.036	↑
	10.94	L-norvaline	1.26 ± 0.616	2.28 ± 0.687	0.029	↑
	11.67	L-valine	0.12 ± 0.032	0.29 ± 0.117	0.014	↑
	12.00	urea	8.05 ± 1.569	13.41 ± 2.833	0.008	↑
	13.17	glycine	0.57 ± 0.247	0.27 ± 0.057	0.028	↓
	14.11	L-serine	1.36 ± 0.301	1.76 ± 0.476	0.001	↑
	16.94	L-proline	0.57 ± 0.232	0.11 ± 0.027	0.005	↓
glucose metabolism	21.31	glucopyranose	0.22 ± 0.050	20.64 ± 1.144	0.000	↑
	22.52	glucopyranoside	0.07 ± 0.017	0.16 ± 0.046	0.023	↑
fatty acid metabolism	8.77	lactic acid	1.48 ± 0.036	2.62 ± 0.345	0.000	↑
	9.25	acetic acid	0.29 ± 0.073	0.47 ± 0.075	0.004	↑
	14.80	butanoic acid	0.39 ± 0.065	0.80 ± 0.212	0.009	↑
	17.48	dodecanoic acid	0.40 ± 0.050	1.02 ± 0.465	0.021	↑
	21.73	hexadecanoic acid	1.87 ± 0.320	2.67 ± 0.398	0.006	↑
	23.54	octadecanoic acid	3.58 ± 0.965	5.49 ± 0.670	0.004	↑
	25.99	octadecatrienoic acid	0.07 ± 0.036	0.02 ± 0.117	0.022	↓
	29.84	monolinoleoylglycerol	1.13 ± 0.562	0.38 ± 0.201	0.040	↓

血液是供给机体生命活动营养物质,承载酶、激素、代谢产物,参与机体免疫功能的主要物质,既具有运输机体代谢产物的功能,更重要的是维持体内水、电解质和酸碱平衡的功能。因此,机体生命活动的变化必然引起血液中代谢物的变化,局部组织、细胞功能发生病理改变后,与之相应的变化的代谢物也会聚集进入血液中。故血液是联系机体各组织器官功能的重要物质。当机体的生理活动发生改变时,能够直接或间接地引发血液中某些成分的质或量的变化。血液中含有各种营养成分,如无机盐、糖类、氨基酸、脂类、激素等,这些化合物的变化情况也能够直接反映机体内生命活动的变化。现代高通量筛选技术的发展、全面考察血液成分变化的代谢组学等系统生物科学的出现,为全面揭示疾病规律奠定了基础,而在代谢组学中以GC-MS 的应用较为广泛。GC-MS 是当前最为活跃的联用技术,一般供试品(待测代谢物为挥发性有机化合物)经 GC 分离,再经接口,进入质谱仪,然后可通过 EI 或其他方法产生一定的 MS图谱。GC-MS 有很好的分离效率,可由计算机对 MS 图谱进行化合物数据库的自动检索核对,有利于迅速鉴识样品。本部分实验采用 GC-MS 的代谢组学研究对心肌缺血心功能不全进行血浆代谢组学的研究,以期寻找出疾病与证候的生物学基础,进而为中医疾病及证候的规范和客观化提供新的研究方法和科研思路。

运用 GC-MS 的代谢组学技术对心肌缺血气虚血瘀证模型组和假手术组动物进行代谢组学的比较分析,结果:①得分图显示模型组与假手术组的代谢谱之间存在差异,建立在 PCA 上的代谢组学方法能清晰地区分出模型组与假手术组。通过波谱分析,血浆代谢组学可以较好地对中医气虚血瘀证与非气虚血瘀证证型进行辨识。②心肌缺血心功能不全大鼠在其疾病演变过程中出现了以柠檬酸循环异常为核心的三大物质代谢紊乱的特征性变化;其中包括血浆中柠檬酸、cAMP 浓度的变化;以尿素、丙氨酸、正缬氨酸、缬氨酸等为代表的氨基酸代谢紊乱;以葡萄糖苷为代表的葡萄糖代谢紊乱以及以硬脂酸、棕榈酸、月桂酸为代表的脂肪酸代谢紊乱的变化特征。③术后4天、21天、45天三个不同时间点的差异谱峰不尽相同,说明随着疾病的发展,不同证候的演变,生物体内部的代谢物发生了一定的变化,并表现出不同的代谢特征。

以上这些物质共同构成了心肌缺血气虚血瘀证大鼠模型的代谢组学特征。其疾病演变过程中出现了以柠檬酸循环异常为核心的三大物质代谢紊乱的特征性变化,其中包括血浆中柠檬酸、cAMP浓度的变化;以尿素、丙氨酸、正缬氨酸、缬氨酸等为代表的氨基酸代谢紊乱;以葡萄糖苷为代表的葡萄糖代谢紊乱以及以硬脂酸、棕榈酸、月桂酸为代表的脂肪酸代谢紊乱。可见,心肌缺血疾病状态下,糖、脂、氨基酸类代谢障碍,最终导致的三羧酸循环通路异常,是心肌缺血进行性恶化与转归的基础,也是大鼠心肌缺血气虚血瘀证形成和演变的生物学依据,其中柠檬酸、丁酸、乳酸、谷氨酸等特定分子异常表达可能成为心肌缺血临床诊断与治疗的靶标,通过数据挖掘方法寻找他们之间特定组合模式可用于临床气虚血瘀证的诊断与中药疗效的评价。

4. 心肌缺血气虚血瘀证的生物学基础研究总结 综上所述,基于心肌缺血气虚血瘀证临床、小型猪、大鼠样本,采用宏观表征组合和微观生物学特征组合相结合的评价体系,适当整合不同组学技术,以期寻找出心肌缺血气虚血瘀证内在的信号转导通路和可能的病理机制,充分揭示中医证候整体性微观本质。采用蛋白组学寻找出气虚血瘀证特异表达的蛋白群,结合代谢组学方法分析证候相关的差异代谢物,经生物信息学方法分析发现,心肌缺血气虚血瘀证候主要涉及细胞骨架破坏、心肌细胞肥大、能量代谢障碍、氧化应激损伤、离子转运紊乱和心肌自我保护等生物学改变,其中细胞骨架蛋白、能量代谢、氧化应激和物质转运四大类蛋白质群与心肌缺血气虚证和气虚血瘀证的证候动态演变相关。其中能量代谢障碍作为最重要的病理机制,引起了心功能的下降,心肌收缩力的减弱,糖、脂、氨基酸类代谢障碍最终导致的三羧酸循环通路下调是心肌缺血气虚血瘀证代谢组学最特征性的改变。

(1)心肌缺血气虚血瘀证蛋白质组学特征模式:蛋白质组学层面上,心肌缺血气虚血瘀证患者血浆中的差异蛋白包含急性时相反应蛋白、补体蛋白、心肌损伤蛋白、凝血相关蛋白、载脂蛋白、氧运输相关蛋白、细胞骨架调控蛋白等。小型猪心肌组织差异蛋白主要涉及能量代谢氧化呼吸链、心肌结构功能蛋白和脂类代谢障碍三方面。而大鼠模型心肌组织差异蛋白主要与细胞骨架蛋白、三羧酸循环障碍、氧化磷酸化障碍、脂肪酸代谢障碍、线粒体功能下降、物质转运异常、氧化损伤和心肌自我保护有关。用于蛋白质组学分析的临床样本主要来自患者血浆,而动物模型则取材于心肌组织,三者在蛋白质层面上共同的特征模式主要涉及细胞骨架蛋白、能量代谢和脂肪酸代谢障碍等,提示能量代谢功能障碍以及心肌结构蛋白损伤可能是造成心肌收缩力下降,舒张功能障碍以及心功能低下,进而产生心肌缺血气虚血瘀证临床症状群主要的原因,由此可见,心肌缺血气虚血瘀证蛋白层面的病理机制与能量代谢低下及心肌损伤密切相关。

(2)心肌缺血气虚血瘀证代谢组学特征模式:以心肌缺血气虚血瘀证患者尿液及心肌缺血小型猪/大鼠气虚血瘀证动物血浆为样本进行代谢组学检测,结果发现三种病理模型共同的代谢谱改变是以柠檬酸循环异常为核心的三大物质代谢紊乱的特征性变化,表现为柠檬酸为代表的三羧酸循环障碍,丙氨酸、缬氨酸、甘氨酸等为代表的氨基酸代谢紊乱,葡萄糖、葡萄糖苷为代表的葡萄糖代谢紊乱以及肉碱、脂肪酸为代表的脂肪酸代谢紊乱。可见,心肌缺血疾病状态下,糖、脂、氨基酸类代谢障碍,最终导致的三羧酸循环通路异常,是心肌缺血进行性恶化与转归的基础,也是心肌缺血气虚血瘀证形成和演变的生物学依据,其中柠檬酸、缬氨酸、甘氨酸、葡萄糖等特定分子异常表达是三者共有的差异代谢物,可能成为心肌缺血临床诊断与治疗的靶标,通过数据挖掘方法寻找他们之间特定组合模式可用于临床气虚血瘀证的诊断与中药疗效的评价。

此外,炎症反应、糖和脂类的能量代谢、氧化应激等在心肌缺血气虚血瘀证中发挥重要的作用。其中,在 pathway 的通路分析中,炎症反应主要以 TNF-α 的活化介导的 IL-1、IL-6 以及急性时相反应蛋白 hsCRP 和 HSP27 的升高为主,此外,在能量代谢中,葡萄糖 - 丙酮酸 - 柠檬酸循环途径改变是糖类最为显著的变化,而甘油 -α- 酮戊二酸 - 柠檬酸循环途径是脂类代谢障碍最主要的体现形式。而最终的表现是为机体提供能量的柠檬酸循环的下调。在不同的病理环节上,又存在着比较重要的节点网络和桥梁因子。其中 α- 酮戊二酸 - 柠檬酸循环在病理环节中改变最大,化合物的检出率更高,能够一定程度上代表气虚血瘀证可能的重要病理环节,而在关键节点分子上,IL-6 介导了多方面功能之间的联系。IL-6 进一步通过下调 cAMP 的浓度下调 ATP 的产生,进一步影响了能量代谢的过程。除此之外,IL-6 通过软脂酸途径进一步介导了脂质代谢紊乱的变化,可见,IL-6 在该病变具有多重的生物学作用。综上,心肌缺血气虚血瘀证病变在不同的病理环节,但能量代谢的障碍是其最主要的病理机制。

综上,笔者团队以中医理论为指导,从整体水平研究和认识证候形成过程,并结合蛋白质组学、代谢组学,探讨中医证的本质,有望为中医的现代化研究和临床实践提供参考。

二、高血压肝火亢盛证的生物学基础

（一）高血压肝火亢盛证大鼠外周血管活性物质变化

笔者团队研究发现高血压肝火亢盛证大鼠（14~18 周龄 SHR）血清 Ang II、NE、TXB$_2$、ET、NPY、HCY 含量与 12、13、20 周龄（非肝火亢盛证）相比均有明显差异,而 5-HT、CGRP、6-Keto-PGF1α、CORT 等指标未见明显差异。高血压肝火亢盛证大鼠应激状态下外周血中血管活性物质内皮素 ET,HCY、

NPY、Ang Ⅱ、5-HT、NE、CORT 等指标含量的改变与正常组大鼠相比均有明显差异。Ang Ⅱ含量明显升高,提示高血压肝火亢盛证与 RAAS 系统的激活密切相关,而文献研究也提示,Ang Ⅱ含量的升高可引起中枢交感缩血管紧张性增强,增加渴觉,饮水量增加,因此肝火亢盛证中口干口苦可能是 Ang Ⅱ含量的升高所引起。王清海等研究发现 Ang Ⅱ只在肝火亢盛型患者升高十分明显,其他证型(阴虚阳亢型、气虚痰浊型、阴阳两虚型)各组患者均与正常人对照组的含量相似,没有明显相关性。因此认为 Ang Ⅱ是肝火亢盛型患者血压升高的主要原因,可能是 Ang Ⅱ在各不同中医证型中表现出来的重要特点之一。黄源鹏等也发现 2 级高血压(EH2)肝火亢盛证患者血浆 Ang Ⅱ水平显著升高,与本研究中肝火亢盛证大鼠 Ang Ⅱ含量高于正常组大鼠及非肝火亢盛证大鼠相一致。Ang Ⅱ含量的升高也可激活交感神经,进而引起去甲肾上腺素含量的升高,导致血压升高,而机体受到各种情绪心理应激后神经递质浓度与活性异常引起交感神经亢进,去甲肾上腺素含量升高。有研究认为交感神经参与原发性高血压早期的使动机制,且低龄患者呈现"高肾上腺素能特征",而我们的研究中发现低周龄自发性高血压大鼠也呈现高肾上腺素能特征和中枢多巴胺能亢进,可能与大鼠急躁易怒,以及旷场活动距离、穿格次数及直立次数的增加有关。此外 Ang Ⅱ含量的增加还可促进内皮素的合成与释放,抑制 CGRP 的合成,导致 ET/CGRP 比例失衡。此外我们也通过文献查阅发现,RAS阻滞剂(ACEI/ARB)能够很好地降低 SHR 的血压以及血浆中 Ang Ⅱ。中药葛根能够抑制 RAS,降低 Ang Ⅱ,降低去甲肾上腺素的含量,调节 ET/NO 的比例。我们的研究发现高血压肝火亢盛证微观指标变化以 Ang Ⅱ,去甲肾上腺素、内皮素及血栓素 B_2含量变化最为显著,因此初步认为这四项指标可作为肝火亢盛证的客观化诊断指标,但仍需进一步开展临床研究,结合临床高血压患者不同证候生物学指标结果进行深入的数据挖掘与相关性分析,才能够为高血压中医证候客观化诊断提供可靠的依据。

（二）高血压肝火亢盛证大鼠及其应激状态下中枢神经递质含量变化

高血压肝火亢盛证大鼠（14~18周龄SHR）海马组织内除肾上腺素（E）含量与正常大鼠无明显差异外,其他各项指标NE、DOPAC、DA、5-HIAA、HVA、5-HT含量均较正常组大鼠显著升高。应激状态下高血压肝火亢盛证大鼠中枢单胺类神经递质含量测定结果发现,给予温和应激与反复强烈应激的高血压肝火亢盛证组大鼠海马内NE含量升高幅度明显大于正常组大鼠在应激状态下的升高幅度,而5-HIAA及5-HT含量的降低幅度也更为明显,但E、DOPAC、DA、HVA等指标与应激干预Wistar组大鼠相比未见明显差异。

1. 高血压肝火亢盛证大鼠海马组织内单胺类神经递质含量　高血压肝火亢盛证大鼠海马内除肾上腺素（E）含量未见明显变化外（$P>0.05$）,NE、DOPAC、DA、5-HIAA、HVA、5-HT含量均显著升高（$P<0.05$）,见表6-18。

表6-18　高血压肝火亢盛证大鼠海马内
单胺类神经递质含量（$\bar{X}\pm s$）（$n=6$）

	NE	E	DOPAC	DA	5-HIAA	HVA	5-HT
HT肝火亢盛证	1 986.27 ± 451.75*	23.15 ± 8.22	21.02 ± 6.36*	57.20 ± 12.55*	258.14 ± 90.32*	14.54 ± 6.06*	53.75 ± 10.68*
正常组	1 250.08 ± 368.87	24.17 ± 8.98	15.35 ± 3.74	29.08 ± 6.18	195.88 ± 59.37	7.23 ± 2.54	26.17 ± 9.88

* 与Wistar大鼠相比较,$P<0.05$。

2. 高血压肝火亢盛证大鼠应激干预前后海马组织内单胺类神经递质含量　应激干预后高血压肝火亢盛证组大鼠海马

内 NE 均显著升高,与 SHR(C)相比有统计学差异($P<0.05$),5-HIAA 及 5-HT 含量与 SHR(C)组相比明显降低($P<0.05$),其中 SHR(S)海马内 NE 含量升高幅度更大、5-HIAA 含量降幅更大与 SHR(M)相比均有统计学差异($P<0.05$);但应激干预后 SHR 各组间海马内 E、DOPAC、DA、HVA 未见明显差异($P>0.05$)(表 6-19)。

表 6-19　高血压肝火亢盛证大鼠应激后海马内
单胺类神经递质含量($\overline{X}\pm s$)比较($n=6$)

	NE	E	DOPAC	DA	5-HIAA	HVA	5-HT
肝火亢盛证组	1 986.27 ± 451.75	23.15 ± 8.22	21.02 ± 6.36	57.20 ± 12.55	258.14 ± 90.32	14.54 ± 6.06	53.75 ± 10.68
肝火亢盛温和应激	2 377.75 ± 466.14 ★	22.54 ± 8.58	19.48 ± 10.98	57.61 ± 10.03	228.99 ± 65.32 ★	13.93 ± 7.27	44.01 ± 11.25
肝火亢盛强烈应激	2 844.90 ± 443.51 ★△	19.72 ± 10.90	20.11 ± 9.21	53.18 ± 19.14	203.62 ± 30.38 ★△	15.05 ± 8.23	32.17 ± 11.25 ★

注:★与 SHR(C)相比,$P<0.05$;△与 SHR(M)相比 $P<0.05$。

3. 高血压肝火亢盛证大鼠脑组织中 NE、5-HT 表达水平

笔者团队采用免疫组化法发现高血压肝火亢盛证大鼠海马 CA2 区均可见胞浆内 5-HT 的阳性表达,SHR 脑组织中 5-HT 受体结合位点显著高于 wistar 大鼠;温和应激组与反复应激组 SHR(M)、SHR(S)及 Wistar(M)、Wistar(S)组大鼠海马内 5-HT 表达均显著降低,且反复应激组 SHR(S)及 Wistar(S)大鼠 5-HT 阳性表达降低幅度更加明显。SHR(C)大鼠丘脑后核群(Po)胞浆内 NE 阳性表达水平显著高于 Wistar(C),应激干预后胞浆内 NE 水平明显增加,其中 SHR 反复强烈应激组 SHR(S)增加最为显著,结果见表 6-20。

表6-20 大鼠海马组织中(CA2区)5-HT和
丘脑后核群(Po)NE 的表达(OD 值)($\overline{X} \pm s$)

group	n	NE	5-HT
HT 肝火亢盛组	6	$258.10 \pm 51.24^{*}$	$395.52 \pm 75.38^{*}$
HT 肝火亢盛温和应激组	6	$284.60 \pm 61.75^{\star}$	$309.16 \pm 91.65^{\star}$
HT 肝火亢盛强烈应激组	6	$318.0 \pm 48.31^{\star\triangle}$	$293.06 \pm 87.94^{\star}$
Wistar 正常组	6	129.23 ± 63.57	374.75 ± 49.88
Wistar 温和应激组	6	$147.34 \pm 51.04^{*}$	$343.85 \pm 58.03^{*}$
Wistar 强烈应激组	6	$140.35 \pm 69.93^{*}$	$308.59 \pm 70.34^{*}$

注:* 与 Wistar 正常组比较,$P<0.05$;

$\star$ 与 HT 肝火亢盛组相比,$P<0.05$;$^{\triangle}$ 与 HT 肝火亢盛温和应激组相比 $P<0.05$。

中枢神经系统特别是海马神经区有密集的 5- 羟色胺能神经,几乎包括了所有的受体亚型,研究认为其受体的活性可能与神经变性性疾病和神经功能紊乱有关,中枢神经系统 5-HT 含量、功能异常会影响各种行为性状,产生人格障碍,如:抑郁症、焦虑症、醇中毒和神经症状如偏头痛,同时中枢 5-HT 是脑循环中最强烈的血管收缩胺。5-HT1A 受体由于分布的位置不同,可能有不同的功能和调节特点,而中缝核的 5-HT1A 自身受体激动时,可以抑制 5- 羟色胺能神经元活性,减少 5- 羟色胺的释放,使神经传递下调,而海马神经突触后 5-HT1A 受体激动,可以使 5- 羟色胺神经传递上调。有研究认为 5-HT1AR 可能通过 nNOS-CREB 通路,进而通过调节海马结构可塑性影响焦虑行为,海马区 CREB 活性介导的海马结构可塑性诠释了 5-HT1AR 对焦虑行为的调控作用。5-HT 作用于 5-HT1A、2A 等 G 蛋白偶联受体,均可上调 BDNF 和 GDNF 基因上游的 CREB 活性。

在笔者团队的研究中发现,SHR(C)大鼠海马组织内 5-HT 水平与正常对照组大鼠相比明显升高,文献报道自发性高血大鼠(SHR)海马、下丘脑及低位脑干的 5-HT1A 受体结合位点数比正常 wistar 大鼠明显增多,其中以海马最为显著,与研究结果相一致。文献研究认为 SHR 与正常 wistar 大鼠各脑区中 5-HT$_{1A}$ 受体结合位点数量的差别可能与高血压的发病机制有关,这一差别可能是 SHR 产生高血压的中枢原因之一。

NE 主要集中在下丘脑及脑干蓝斑及其附近的核团内,血脑屏障(BBB)可阻止外周血 CA(儿茶酚胺)进入脑内,因此,脑内 CA 与外周 CA 分属两个相对独立的系统。交感 - 肾上腺髓质系统是体内重要的应激系统,当机体遭遇特殊紧急情况时,这一系统被立即调动起来,使肾上腺髓质激素分泌增多,高血压脑出血急性期交感神经首先应激兴奋性升高,血浆中的 NE、E 含量升高使全身细小动脉收缩引起脏器缺血,由于肾动脉压力减低刺激肾小球旁细胞分泌肾素,从而激活肾素血管紧张素系统,而 Ang II 作用于交感神经末梢血管紧张素受体,又可使交感神经末梢释放递质 NE 增多,交感肾上腺髓质系统与肾素血管紧张素系统关系密切。

脑内 DA(多巴胺)神经系统在调节人体躯体运动、精神活动以及精神依赖方面有着极其重要的作用,是下丘脑和脑垂体中的一种关键神经递质,能直接影响人的情绪,同时中枢神经系统中的多巴胺浓度又受精神因素的影响。它通过与 DA 相关的神经环路、DA 受体和 DA 转运体联系起来从而发挥不同的作用。DA 神经系统参与调节脑垂体激素的分泌、心脑血管功能、中枢性催吐、胃肠道的蠕动、眼内压调节和视网膜信息的传递等。DA 对心率、血压和血管阻力都有一定的作用,在脑部较高的部位,如黑质等,DA 会起到完全相反的作用,促进心血管系统的活动,在侧脑室注射 DA 可以使血压和心率呈剂量依赖型上升趋势。笔者团队研究发现,高血压大鼠模型中枢 DA 含量明显高于正常对照组大鼠,因此认为 DA 可能参与了高血压的形成过程。

同时在中枢,DA 作为一种神经递质,能够影响脑部的精神、情绪,主要有 4 条多巴胺能通路,一是中脑 - 边缘通路,二是中脑 - 皮质通路,三是黑质 - 纹状体通路,四是下丘脑 - 漏斗通路。其中中脑-边缘通路多巴胺能亢进引起精神分裂症阳性症状、唤醒和激越,则引起抑郁症和社交恐怖症,当多巴胺增强时,对愉快或厌恶刺激反应增强,表现为唤醒,当对愉快刺激反应增强时,易感成瘾;当对厌恶刺激反应增强时,易激惹。DA对躯体活动的调节作用是比较显著的,中枢多巴胺系统,尤其是黑质-纹状体束,在躯体运动中具有举足轻重的地位,该系统的兴奋,可引起好奇、探究、运动增多等反应;而该系统的抑制,则会导致运动减少甚至生命活动受阻。研究发现增大 DA 的量,可以使生物体的运动功能增强,将小剂量苯丙胺(DA 分泌的促进剂)注入动物的伏隔核和尾核,使局部 DA 的释放增多,则动物会迅速出现探究活动,运动量大幅增加。削弱多巴能神经元活动,会使运动功能降低。另有研究报道单胺氧化酶功能低下,单胺功能亢进,可引起焦虑和易激惹。

在我们的研究中高血压肝火亢盛证大鼠(14~18 周龄 SHR)中枢 DA 含量明显高于正常对照组大鼠及其他周龄非肝火亢盛证 SHR 大鼠,且实验一中旷场试验结果发现高血压肝火亢盛证大鼠的总活动距离、穿格次数均明显增加,同时宏观表征采集结果发现高血压肝火亢盛证大鼠易激惹程度明显高于非肝火亢盛证大鼠,结合中枢单胺类神经递质的测定结果:高血压肝火亢盛证大鼠(14~18 周龄 SHR)海马内除 E 与正常大鼠无明显差异外,NE、DOPAC、DA、5-HIAA、HVA、5-HT 含量均较正常组大鼠显著升高,且在应激状态下,肝火亢盛证大鼠 NE、5-HT 的改变幅度与正常大鼠应激状态下的改变幅度有着明显差异,因此初步认为高血压肝火亢盛证大鼠活动度的明显增加可能的中枢机制为通过中脑-边缘通路多巴胺能亢进相关,但有待于进一步深入的研究。

(三)高血压肝火亢盛证大鼠及其应激状态血浆代谢组学

1. 高血压肝火亢盛证大鼠 SHR 血浆 ^{1}H-NMR 谱代谢物 高血压肝火亢盛证大鼠 SHR 与正常对照组 Wistar 大鼠血浆 ^{1}H-NMR 图谱中的内源性差异小分子物质的积分值归一化处理

后,采用 t 检验 / 非参数检验方法进行统计分析,发现共有差异性代谢物质 21 种,分别是酪氨酸、N- 氧三甲胺、肌醇、色氨酸、肌氨酸、甘油、胆碱、尿素、甲酸、异亮氨酸、亮氨酸、蛋氨酸、乙酰乙酸、β- 羟丁酸、β- 葡萄糖、α- 葡萄糖、β- 羟异丁酸、糖蛋白、谷酰胺、肉碱(表 6-21)。

表 6-21　高血压肝火亢盛证大鼠 SHR 与
Wistar 血浆差异性代谢产物

代谢物	归属	δ(1H)	多重性	p
酪氨酸(tyrosine)	CH2	3.20	ABX	0.003
N- 氧三甲胺 (trimethylamine-N-oxide)	N(CH3)3	3.27	S	0.012
肌醇(myo-Inositol)	H5	3.28	T	0.009
色氨酸(tryptophan)	CH2	3.49	ABX	0.034
肌氨酸(sarcosine)	CH2	3.61	S	0.012
甘油(glycerol)	CH2	3.65	ABX	0.038
胆碱(choline)	OCH2	4.07	M	0.011
尿素(urea)	NH2	5.78	S	0.019
甲酸(formate)	CH	8.46	S	0.000
异亮氨酸(isoleucine)	δ-CH3, γ-CH2, α-CH	0.94, 1.26, 3.68	t, m, d	0.009
亮氨酸(leucine)	δ-CH3, α-CH	0.96, 0.97, 3.73	T	0.012
蛋氨酸(methionine)	S-CH3, α-CH	2.14, 3.86	S	0.006
乙酰乙酸(acetoacetate)	CH3, CH2	2.29, 3.45	S	0.003
β- 羟丁酸 (β-hydroxybutyrate)	CH	2.31, 4.16	ABX	0.000
苯丙氨酸(phenylalanine)	b-CH2	3.13, 3.28	M	0.013

续表

代谢物	归属	δ(1H)	多重性	p
β-葡萄糖(β-glucose)	C-H4, C-H3,	3.4, 3.47, 3.49	t, ddd	0.030
α-葡萄糖(α-glucose)	C-H2, C-H6, C-H5, CH1	3.53, 3.84, 5.23	dd, m, ddd, d	0.011
β-羟异丁酸 (β-hydroxyisobutyrate)	CH3	1.20	D	0.000
糖蛋白(glycoprotein)	CH3	2.05	S	0.006
谷酰胺(glutamine)	b-CH2	2.142	M	0.004
肉碱(carnitine)	CH2 (COO)	2.44	dd	

2. 高血压肝火亢盛证大鼠与正常大鼠血浆代谢产物PLS-DA分析　测定18周龄肝火亢盛证候期SHR（C）与Wistar（C）两组大鼠血浆CPMG代谢产物的OPLS/O2PLS-DA积分矩阵图及PLS-DA积分矩阵图（图6-7）均显示：模型的拟合度较好,不存在特异点,其中SHR（C）组与Wistar（C）组大鼠的分布区沿第一主成分t（1）轴方向完全分开,无明显交叉或重叠。对应的载荷矩阵图（图6-8、图6-9）及彩色线性载荷图（图6-10）,直观地表达高血压肝火亢盛证大鼠血浆中差异代谢物：色氨酸（tryptophan）,酪氨酸（tyrosine）,亮氨酸（leucine）,组氨酸（histidine）,脯氨酸（proline）,α-葡萄糖（α-glucose）,β-葡萄糖（β-glucose）,β-羟异丁酸（β-hydroxyisobutyrate）,谷氨酸（glutamate）。由于目前代谢组学尚无完整的数据库,图中显示对区别高血压肝火亢盛证大鼠与正常组大鼠贡献度较大的化学位移点,但尚不能确定其差异成分的有：δ1.187;δ1.186;δ3.365;δ3.364;δ3.367;δ4.109;δ4.108及δ4.119。

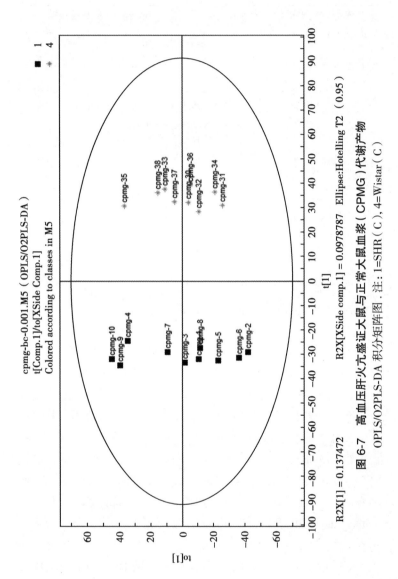

图 6-7　高血压肝火亢盛证大鼠与正常大鼠血浆（CPMG）代谢产物 OPLS/O2PLS-DA 积分矩阵图．注：1=SHR（C），4=Wistar（C）

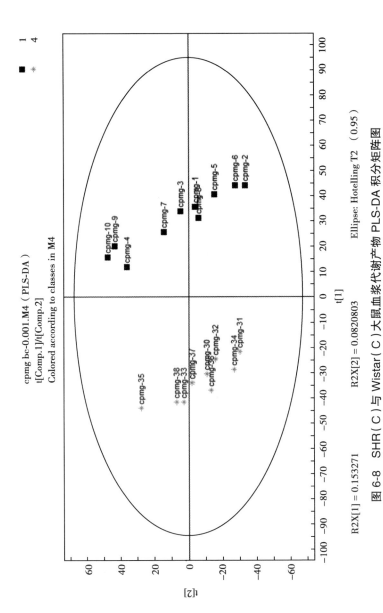

图 6-8 SHR（C）与 Wistar（C）大鼠血浆代谢产物 PLS-DA 积分矩阵图

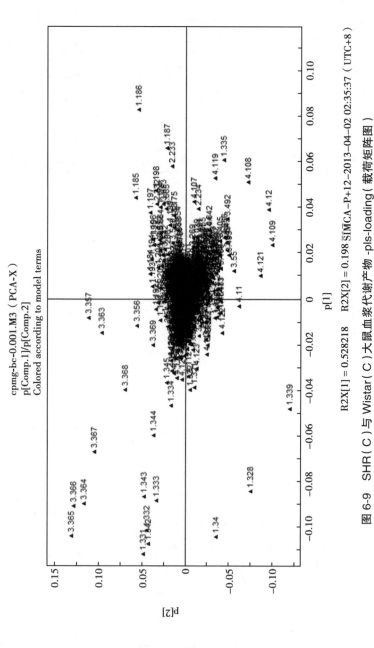

图 6-9　SHR（C）与 Wistar（C）大鼠血浆代谢产物-pls-loading（载荷矩阵图）

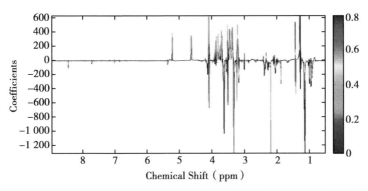

图 6-10 高血压肝火亢盛证 SHR（C）与正常大鼠 Wistar（C）代谢物 MATLAB 线性载荷图
（注：颜色深浅对应各组差异代谢物的贡献大小。）

3. 高血压肝火亢盛证大鼠及其应激状态下血浆代谢物 PLS-DA 分析结果 高血压肝火亢盛证反复强烈应激组 SHR（S）、高血压肝火亢盛证温和应激组 SHR（M）、无应激干预组 SHR（C）大鼠血浆 CPMG 代谢产物的 OPLS/O2PLS-DA 积分矩阵图及 PLS-DA 积分矩阵图（图 6-11）显示：SHR（S）组与 SHR（C）组大鼠的分布区沿第一主成分 t（1）轴方向完全分开，无明显交叉或重叠；而 SHR（M）则与 SHR（C）及 SHR（S）不论是沿 t（1）轴均仅有部分能够分开。对应的载荷矩阵图（图 6-12、图 6-13）及彩色线性载荷图（图 6-14），直观地显示高血压肝火亢盛证大鼠应激后血浆中差异代谢物有：α- 葡萄糖（α-glucose），β- 葡萄糖（β-glucose），肌酸（creatine），苏氨酸（threonine），丙酮（acetone），赖氨酸（lysine）。目前尚不能确定以下贡献度较大的差异代谢物的化学位移点有：δ1.185；δ1.198；δ1.175；δ1.188；δ4.107；δ4.109；δ4.121；δ4.118；δ4.106；δ4.11。

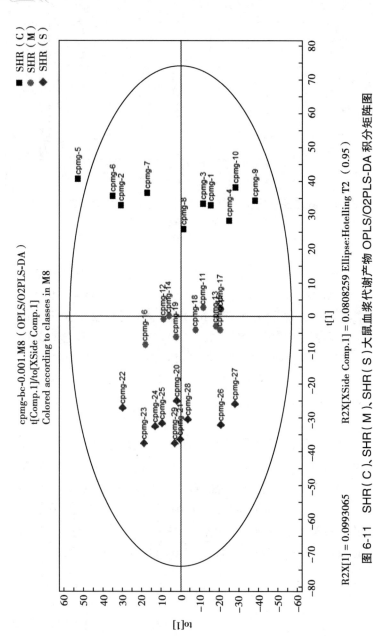

图 6-11 SHR（C）、SHR（M）、SHR（S）大鼠血浆代谢产物 OPLS/O2PLS-DA 积分矩阵图

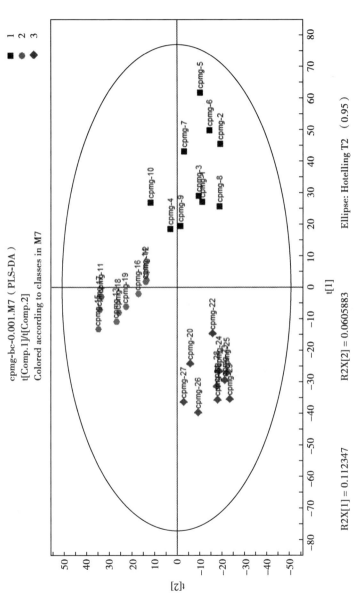

图 6-12 SHR（C）、SHR（M）、SHR（S）大鼠血浆代谢产物 PLS-DA 积分矩阵图 Note：1=SHR（C），2=SHR（M），3=SHR（S）

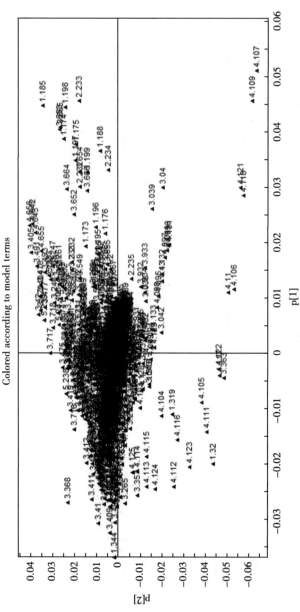

图 6-13　SHR（C）、SHR（M）、SHR（S）血浆代谢产物 -pls-loading（ 载荷矩阵图 ）

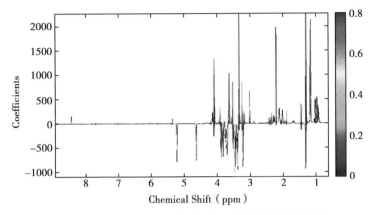

图 6-14 SHR（C）、SHR（M）、SHR（S）大鼠血浆代谢
产物 MATLAB 线性载荷图
（注：颜色深浅对应各组差异代谢物的贡献大小。）

正常 Wistar 大鼠及其应激状态下血浆代谢物 PLS-DA 分析结果：反复强烈应激组 Wistar（S）、温和应激组 Wistar（M）、无应激干预组 Wistar（C）大鼠血浆 CPMG 代谢产物的 OPLS/O2PLS-DA 积分矩阵图（图 6-15、图 6-16）显示：Wistar（S）组与 Wistar（C）及 Wistar（M）组大鼠的分布区沿第一主成分 t（1）轴方向均可完全分开，无明显交叉或重叠；而 Wistar（M）则与 Wistar（C）不论是沿 t（1）轴还是 t（0）轴均无法分开。而对应的载荷矩阵图（图 6-17）显示 Wistar 大鼠应激后血浆中赖氨酸、肌酸、β- 葡萄糖、组氨酸、色氨酸、亮氨酸、苯丙氨酸等代谢产物有差异，但彩色线性载荷图（图 6-18）显示以上代谢产物呈黄色或蓝色贡献度较小。

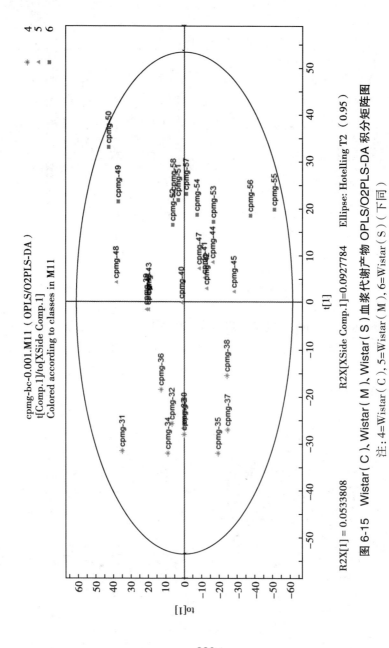

图 6-15 Wistar（C）、Wistar（M）、Wistar（S）血浆代谢产物 OPLS/O2PLS-DA 积分矩阵图

注：4=Wistar（C），5=Wistar（M），6=Wistar（S）（下同）

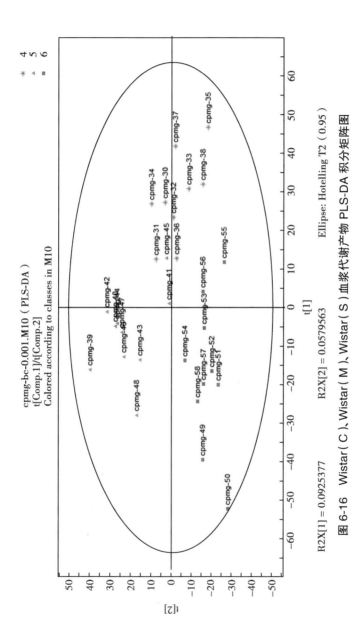

图 6-16 Wistar（C）、Wistar（M）、Wistar（S）血浆代谢产物 PLS-DA 积分矩阵图

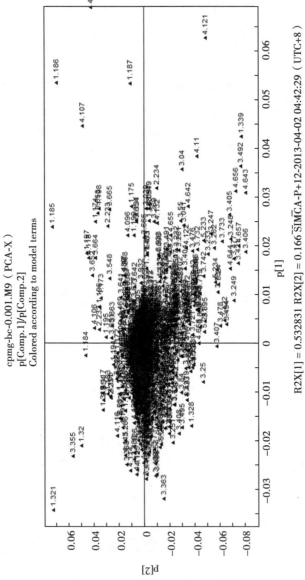

图 6-17 Wistar（C）、Wistar（M）、Wistar（S）血浆代谢产物 -pls-loading（载荷矩阵图）

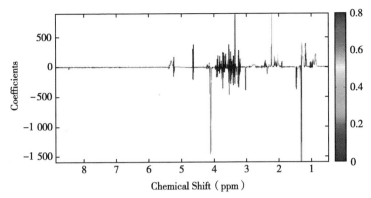

图 6-18 Wistar(C)、Wistar(M)、Wistar(S)大鼠血浆代谢产物
MATLAB 线性载荷图

研究结果提示高血压肝火亢盛证大鼠血浆中差异代谢物有：色氨酸，酪氨酸、亮氨酸、组氨酸、脯氨酸、α-葡萄糖、β-葡萄糖、β-羟异丁酸、谷氨酸等。外周色氨酸以两种形式存在于循环血中，一是结合型，色氨酸松弛地与血中白蛋白结合，血浆中脂肪酸（fatty acid，FA）可竞争性地与白蛋白结合；二是游离型即未结合于白蛋白上，可通过血脑屏障。f-TRP 要穿透血脑屏障必须借助特殊的载体，而这些载体又可以与其他中性氨基酸结合，尤其是支链氨基酸（BCAA），包括亮氨酸、异亮氨酸和缬氨酸，故脑内 f-TRP 浓度的高低取决于血浆中 f-TRP 浓度和 BCAA 浓度及其比值的高低，也就是说，脑内 5-羟色胺合成增加与血中 f-TRP 含量的增加密切相关。中枢 5-HT 是脑循环中最强烈的血管收缩胺，是由 L-色氨酸经过线粒体内的色氨酸羟化酶（tryptophan hydroxylase，TPH）的羟化作用形成 5-羟色氨酸（5-HTP），5-羟色氨酸经胞质内的 L-芳香氨基脱羧酶（ADD）的脱羧后产生 5-HT。5-HT 除在突触间隙被回收外，还可被单胺氧化酶氧化脱氨生成 5-羟吲哚乙醛，再经醛脱氢酶氧化成 5-羟吲哚醋酸（5-HIAA）而灭活。脑内 5-HT 的浓度影响色氨酸羟化酶的活性，从而对 5-HT 起着

反馈性自我调节作用。色氨酸羟化酶,需要 O^{2-}、Fe^{2+} 以及辅酶四氢生物蝶呤,但脑内这种酶的含量较少,活性较低,所以它是 5-HT 生物合成的限速酶。血中游离色氨酸的浓度也影响脑内 5-HT 的合成,当血清游离色氨酸增多时,进入脑的色氨酸就增多,从而加速了 5-HT 的合成。研究结果显示,高血压肝火亢盛证大鼠脑内 5-HT 含量明显高于正常组大鼠,而血浆小分子物质 ^{1}H-NMR 图谱鉴定结果发现色氨酸含量明显增加。同时高血压肝火亢盛证大鼠血浆酪氨酸水平的升高可能与其急躁易怒相对应的替代指征中易激惹程度评分增加,旷场活动增加有关,由于酪氨酸是神经递质的前体之一,可以增加体液内神经递质,特别是多巴胺和去甲肾上腺素的含量,对情绪的影响主要体现在精神压力高的人群中,而文献报道多巴胺能亢进,则动物会迅速出现探究活动,运动量大幅增加,另有研究报道单胺氧化酶功能低下,单胺功能亢进,可引起焦虑和易激惹。

4. 高血压肝火亢盛证生物学基础小结 综上所述,我们结合 Elisa 动态检测大鼠血清微观生物学指标,免疫组织化学法、高效液相色谱法(HPLC)对大鼠脑区的单胺类神经递质的表达进行定位和定量分析以及氢核磁共振(^{1}H-NMR)技术对高血压肝火亢盛证大鼠血浆中的内源性小分子代谢产物进行全面鉴定和差异性分析结果显示: 14~18 周龄 SHR(肝火亢盛证)大鼠血清 Ang II、NE、TXB$_2$、ET、NPY、HCY、CORT 含量均与 12、13、20 周龄(非肝火亢盛证)相比有明显差异。同时高血压肝火亢盛证大鼠应激干预后血清中 ET、Ang II、HCY、NPY、5-HT、NE、CORT 等水平明显高于无干预组高血压肝火亢盛证大鼠,且上述指标的变化幅度均比正常组大鼠应激状态下的变化更为显著,反复强烈应激组大鼠中升高幅度亦显著大于温和应激组。高血压肝火亢盛证大鼠海马组织内除 E 含量与正常大鼠无明显差异外,其他各项指标 NE、DA、5-HT 等含量均较正常组大鼠显著升高。给予反复强烈应激的高血压肝火亢盛证组大鼠海马内 NE 含量升高更为显著,结合 ^{1}H-NMR 图谱及模式识别分析发现:高血压肝火亢盛证大鼠与正常组大鼠 OPLS/PLS-DA 积分矩阵图沿第一主成分 t(1)轴方向均可完全分开,且无明显交叉和重叠,表明高血压肝火亢盛证大鼠与正常组大鼠血浆成分代谢产物谱有显著性差异,这些特殊的代谢物与证候及证候相关生物学指标之间存在相关性。

高血压肝火亢盛证大鼠及其应激状态下中枢及外周血管活性物质及神经递质含量测定结果提示,高血压肝火亢盛证与中枢单胺类神经递质 NE、DA 及外周 Ang Ⅱ、ET、TXB$_2$、NE、NPY 等指标含量的升高相关,提示高血压肝火亢盛证可能的生物学机制为 RAAS(肾素 - 血管紧张素 - 醛固酮系统)的激活和交感神经活性的增强——"高肾上腺素能特征"和 DA 能亢进以及相继发生的血管内皮功能障碍。初步认为 Ang Ⅱ、NE、ET、TXB$_2$ 可作为肝火亢盛证的客观化诊断指标,但仍需进一步开展大样本重复验证实验及临床研究,并结合临床高血压患者不同证候生物学指标结果进行深入的数据挖掘与相关性分析,才能够为高血压中医证候客观化诊断提供可靠的依据。同时 ^{1}H-NMR 图谱及模式识别分析发现高血压肝火亢盛证大鼠及其应激状态下血浆成分代谢产物谱有显著性差异,然而还有很多检测到的色谱峰在目前尚无法鉴定其成分,但这些特殊的代谢物与证候之间存在相关性,有望成为证候客观化诊断的指标。

三、抑郁症肝郁脾虚证的生物学基础

（一）下游生物学基础

下游指标主要是指血清指标,可以分为三个轴:脑 - 血管轴、脑 - 肠轴、脑 - 内分泌轴。其中属于脑 - 血管轴的指标有血管紧张素Ⅱ、去甲肾上腺素、同型半胱氨酸;属于脑 - 肠轴的指标有 5- 羟色胺;属于脑 - 内分泌轴的指标有雌二醇、睾酮、促肾

上腺皮质激素释放激素、γ-氨基丁酸、β-内啡肽、TNF-α、超氧化物歧化酶、多巴胺、环磷酸腺苷、乙酰胆碱、3,4-二羟基苯乙酸、高香草酸等。

1. 脑-血管轴指标 血管紧张素Ⅱ(AngⅡ)能使全身小动脉收缩而升高血压,此外,还可促进肾上腺皮质分泌醛固酮,醛固酮作用于肾小管,起保钠、保水、排钾作用,引起血量增多。AngⅡ与抑郁、焦虑和认知功能有着密切的关系,AngⅡ及AngⅠ型受体可能参与了情感障碍和阿尔茨海默病的病理生理过程。抑郁症肝郁脾虚证大鼠的血清AngⅡ水平相比正常和抑郁症肝郁证大鼠升高,AngⅡ参与了抑郁症肝郁脾虚证的病理生理过程。

去甲肾上腺素既是一种神经递质,主要由交感节后神经元和脑内肾上腺素能神经末梢合成和分泌,是后者释放的主要递质,也是一种激素,由肾上腺髓质合成和分泌,但含量较少,多数文献报道抑郁症患者NE缺乏。但现代研究同时也证实了NE的生理作用还包括激活肠道分泌功能,对传入神经元的激活及直接对平滑肌的作用,从而参与了胃肠运动、感觉、分泌等过程,生理性刺激(进食)及病理性刺激(应激、缺血)促使NE释放,导致内脏传入神经及肠神经系统高度敏感而激活多种神经活性物质,使参与脑-肠轴调节的化学信号异常,引起腹泻。从应激8周后结果来看,抑郁症肝郁脾虚证的发生与NE含量减少有关,但是在应激6周后血清NE有一过性异常增多,提示NE对应激敏感。

研究表明,同型半胱氨酸水平过高即所谓的同型半胱氨酸血症,会导致人体产生认知功能障碍,严重的会导致产生阿尔茨海默病、精神分裂症等。抑郁症肝郁脾虚证大鼠血清HCY水平与正常和抑郁症肝郁证大鼠相比明显升高,提示血清HCY水平与抑郁症肝郁脾虚证的发生有关。

2. 脑-肠轴指标 5-羟色胺,又名血清素,作为自体活性物质,约 90% 合成和分布于肠嗜铬细胞,通常与 ATP 等物质一起储存于细胞颗粒内。在刺激因素作用下,5-HT 从颗粒细胞内释放弥散到血液,并被血小板摄取和储存,储存量约占全身总量的 8%。5-HT 作为神经递质,主要分布于松果体和下丘脑,可能参与痛觉、睡眠和体温等生理功能的调节。

中枢与外周 5-HT 的变化不是相同的。事实上,西医学已经证明 5-HT 主要来自枢神经系统和肠道中,虽然两处 5-HT 的合成方式一样,但中枢与外周 5-HT 代谢是两个独立的系统,因为 5-HT 很难通过血脑屏障,因此,我们将分别对中枢与外周5-HT 的变化进行分析。

西医学研究表明抑郁症的生物学基础与单胺类神经递质5-HT 的缺乏有关,5-HT 参与情感、记忆、食欲和性功能的调节,与人类的行为有密切关系,是与抑郁症发病密切相关的神经递质。中医学认为肝主疏泄,能调畅情志,使得大鼠对应激的反应具有一定的适应性。因此,肝失疏泄,不能调畅情志时,大鼠将可表现为对应激反应迟钝,出现了不适应性。中西医理论其实存在着内在的共性,例如中医藏象理论中"肝"和"脾"的功能有一部分相当于西医学中"脑"和"胃肠"的功能。在我们的研究中,中枢 5-HT 在应激后至 8 周持续降低与文献中对抑郁症5-HT 变化的描述一致。

5-HT 的生理作用还包括激活肠道分泌功能,对传入神经元的激活及直接对平滑肌的作用,从而参与了胃肠运动和分泌等过程,生理性刺激(进食)能促使 5-HT 释放。抑郁症肝郁脾虚证大鼠血清和小肠组织 5-HT 含量持续升高($P<0.05$)提示慢性应激和交感神经张力降低副交感神经占优势时也可促使 5-HT 的释放,导致内脏传入神经及肠神经系统高度敏感而激活多种神经活性物质,使参与脑 - 肠轴调节的化学信号异常,导致肠道动力异常和内脏感觉过敏,从而引起大鼠稀便。这能解释《灵枢·病传》中"病先发于肝,三日而之脾"和古代医家张子和提

出的"夫愤郁而不得伸,则肝气乘脾"的现代生物学基础。祖国传统医学认为,脾虚证多因情志抑郁,肝郁则横逆犯脾,脾失健运而致。脾失健运不能运化水液,可出现大便溏泄症状。结合上述研究结果,我们推测血清和小肠组织中 5-HT 的持续升高可能导致了肝郁后脾虚证的发生。

3. 脑-内分泌轴指标 γ-氨基丁酸(GABA)是抑制性神经递质,主要由谷氨酸脱羧生成。在动物体内,GABA 几乎只存在于神经组织中,其中脑组织中的含量大约为 0.1~0.6mg/g 组织。免疫学研究表明,其浓度最高的区域为大脑中黑质。研究结果提示抑郁症肝郁脾虚证大鼠血清 GABA 水平明显降低。

CRH 与腺垂体促肾上腺皮质激素细胞的膜上 CRH 受体结合,通过增加细胞内 cAMP 与 Ca^{2+} 促进 ACTH 的释放。ACTH 的生成和分泌受下丘脑促肾上腺皮质激素释放因子(CRF)的直接调控,同时促进 CORT 的释放。研究结果表明抑郁症肝郁脾虚证大鼠血清 CRH、ACTH、CORT 水平明显升高。近代研究表明,在急性或者强烈应激时,CRH-ACTH-CORT 通路被激活后存在负反馈调节,但是在慢性应激时 CRH-ACTH-CORT 通路被激活后呈正反馈调节,最终导致海马神经元损伤引发应激性抑郁症。我们的研究结果与近代研究成果一致。而调节 CRH-ACTH-CORT 的兴奋性递质主要有乙酰胆碱和 5-羟色胺,抑制性递质为儿茶酚胺和 γ-氨基丁酸,因此血清 5-羟色胺的含量持续升高和 GABA 的持续减少可能与激活 CRH-ACTH-CORT 有关。

当细胞受到外界刺激时,胞外信号分子首先与受体结合形成复合体,然后激活细胞膜上的 Gs-蛋白,被激活的 Gs-蛋白再激活细胞膜上的腺苷酸环化酶(AC),催化 ATP 脱去一个焦磷酸而生成 cAMP。生成的 cAMP 作为第二信使通过激活 PKA(cAMP 依赖性蛋白激酶),使靶细胞蛋白磷酸化,从而调节细胞反应,cAMP 最终又被磷酸二酯酶(PDE)水解成 5'-AMP 而失活。我们的研究结果提示血清 cAMP 水平与抑郁程度呈负相关,但并不具备肝郁脾虚证的证候特异性。

多巴胺(dopamine)是 NA 的前体物质,是下丘脑和脑垂体腺中的一种关键神经递质,中枢神经系统中多巴胺的浓度受精神因素的影响,神经末梢的 GnRH 和多巴胺间存在着轴突联系并相互作用,以及多巴胺有抑制 GnRH 分泌的作用。根据研究所得,多巴胺能够治疗抑郁症。本研究结果提示抑郁症肝郁脾虚证大鼠血清 DA 水平明显降低。

β-内啡肽是体内产生的一类内源性的具有类似吗啡作用肽类物质。这些肽类除具有镇痛功能外,尚具有许多其他生理功能,如调节体温、心血管、呼吸功能。本研究结果提示肝失疏泄导致肝气郁结证和肝郁脾虚证与血清 β-内啡肽的降低有关,但并不属于肝郁脾虚证的证候特异性。

超氧化物歧化酶(SOD)为自由基清除剂,广泛存在于生物体的各种组织中,能清除自由基 O^{2-}(超氧阴离子自由基),而 O^{2-} 具有细胞毒性,可使脂质过氧化,损伤细胞膜,引起炎症,肿瘤和自身免疫性疾病,并可能促使机体衰老。我们的研究结果提示抑郁症非肝郁脾虚证与 SOD 没有关系,但抑郁症肝郁脾虚证与 SOD 有关,表现为明显减少。

睾酮是一种类固醇荷尔蒙,由男性的睾丸或女性的卵巢分泌,肾上腺亦分泌少量睾酮,具有维持肌肉强度及质量、维持骨质密度及强度、提神及提升体能等作用。睾酮可能影响许多身体系统和功能,包括:血生成,体内钙平衡,骨矿化作用,脂代谢,糖代谢和前列腺增长。研究结果提示雄性大鼠抑郁症肝郁证和肝郁脾虚证的发生与血清睾酮含量的降低有关。雌二醇为卵巢分泌的类固醇激素,是主要的雌性激素,负责调节女性特征、附属性器官的成熟和月经-排卵周期,促进乳腺导管系统的产生。研究结果提示雌二醇可抑制抑郁症的发生,但两种性激素均无肝郁脾虚证证候特异性。

肿瘤坏死因子 α（TNF-α）是一种主要由巨噬细胞和单核细胞产生的促炎细胞因子，并参与正常炎症反应和免疫反应。肿瘤坏死因子 α 在许多病理状态下产生增多，包括败血症、恶性肿瘤、心脏衰竭和慢性炎性疾病。在重症类风湿关节炎患者的血液及关节中都可发现肿瘤坏死因子 α 增多。目前的研究结果提示 TNF-α 不是抑郁症肝郁证和肝郁脾虚证的特异性指标。

羟吲哚乙酸，是单胺类中枢神经递质的一种，是 5- 羟色胺（5-HT）生成的无活性的酸性代谢终产物，是脑内 5-HT 的主要代谢途径。关于 5-HIAA 的实验研究中，多与镇痛和睡眠相关。研究发现，当实验动物发生失眠或者睡眠剥夺时，脑内 5-HIAA 的含量将伴随 5-HT 下降。我们的实验结果提示抑郁症的发生与 5-HIAA 含量减少有关，雄性是易感群体。二羟基苯乙酸（DOPAC）是一种儿茶酚胺类神经递质。研究结果提示抑郁症肝郁脾虚证的发生与脑组织 DOPAC 减少有关。高香草酸是肾上腺素与去甲肾上腺素的最终代谢产物。研究结果提示抑郁症肝郁脾虚证的发生与 HVA 含量减少有关。

（二）上游生物学基础

从中枢结构功能的角度来看，抑郁症肝郁脾虚证大鼠较正常组的 Reho 和 ALFF 信号均呈现减弱现象，其中在海马、下丘脑、中脑被盖部、嗅皮层、梨状皮层、脑桥的六个脑区 Reho 信号均减弱。在小脑、下丘脑、脑桥三个脑区 ALFF 信号均减弱。如图 6-19 所示。

抑郁症肝郁脾虚证的 5-HT、GABA、DA 突触均存在功能异常，在这三种突触中均有蛋白激酶 C（PKC）基因和 *Gi/o* 基因表达上调，cAMP 依赖蛋白激酶（PKA）基因和 Gi/o 基因表达下调。说明 *PKC* 基因和 *PKA* 基因在抑郁症肝郁脾虚证中是一对作用效应相反的关键基因。PKA 又称为 cAMP 依赖蛋白激酶，研究检测到抑郁症肝郁脾虚证大鼠血清中 cAMP 含量是逐渐减

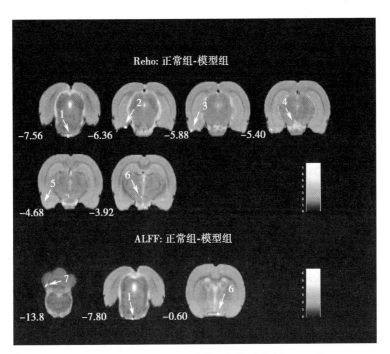

图 6-19　正常大鼠与肝郁脾虚型抑郁症大鼠 Reho 和
ALFF 的统计参数图

注：每幅图的左侧底部数字代表 Paxinos&Watson 所著的 2005 版大鼠脑
立体定位图谱中的 z 坐标值。右侧底部的色阶代表两组比较的 T 值大小
（颜色越亮，代表 T 值越大）。每幅脑图上的激活点为具有统计学意义的
脑区（AlphaSim 以校正全部团块内体素，$P<0.001$，团块大小 >50voxels），
激活点分别代表的脑区为：1. 脑桥，2. 海马，3. 嗅皮层，4. 中脑被盖部，
5. 梨状皮层，6. 下丘脑，7. 小脑。

少的，这种变化趋势与中枢一致，提示中枢 PKA 与外周 cAMP
可能存在共同通路并且共同参与了抑郁症肝郁脾虚证的发生
和发展过程。研究检测到抑郁症肝郁脾虚证大鼠血清中 5-HT
的含量是逐渐升高的，这种效应与中枢 5-HT 基因表达下调是
相反的，提示中枢 5-HT 与外周 5-HT 可能是两个独立的系统。
Gi/o 是两类 G 蛋白，主要传导阿片受体信号，Gi/o 受多个基因

的控制,在抑郁症肝郁脾虚证中,部分控制 Gi/o 的基因上调,另一部分基因则下调,且在三个突触中上调和下调的基因均一致,这说明 Gi/o 蛋白在抑郁症肝郁脾证中发挥着重要的作用,其具体机制还有待于进一步研究。

在抑郁症肝郁脾虚证的相关信号传导通路中,钙信号转导通路极其重要,因为在神经营养因子信号通路和促性腺激素释放激素信号转导通路中均有钙调蛋白(CaM)基因和钙调蛋白激酶(CaMK)基因表达的下调,所以钙信号转导通路可以作为今后研究抑郁症肝郁脾虚证的一个方向。此外,一氧化氮和谷氨酸盐信号通路中部分差异表达基因与 5-HT、GABA、DA 突触中部分差异表达基因有一定的相似性,可能与 NO 和谷氨酸也可作为神经递质有关。

从免疫相关的网络中可以看出,抑郁症肝郁脾虚证的发生与免疫有着密切的关系,其核心靶点是主要组织相容性复合基因Ⅰ型(MHCⅠ)和主要组织相容性复合基因Ⅱ型(MHCⅡ),这为我们日后进一步研究抑郁症及其相关证候提供了新的思路。TNF-α 是一个重要的炎症因子,参与许多免疫反应,本研究中检测抑郁症肝郁脾虚证大鼠血清中 TNF-α 含量在各时间点无明显变化,本研究从基因组学的角度也未发现 TNF-α 相关基因有差异表达,这提示了 TNF-α 可能没有参与抑郁症肝郁脾虚证的免疫调节。

此外,抑郁症肝郁脾虚证的发生还与细胞周期、细胞凋亡、物质吸收、物质代谢、能量代谢等有关。

参 考 文 献

[1] 陈家旭,邹小娟.中医诊断学[M].北京:人民卫生出版社,2016:4.

[2] 宋剑南.论中医证候基础研究的模式和方法[J].中国中医基础医学杂志,2007,(2):81-83.

[3] 李晓娟,陈家旭,刘玥芸.探讨证本质研究在完善中医辨证论治体系

中的意义[J].中华中医药杂志,2017,32(6):2353-2357.

[4]王阶,姚魁武,刘咏梅,等.冠心病血瘀证转录组学研究——病证结合生物标志物研究思路与方法[J].中国实验方剂学杂志,2017,23(19):1-5.

[5]沈自尹.微观辨证和微证微观化[J].中医杂志,1986.27(2):55-57.

[6]李晓娟,邱文琪,刘玥芸,等.DNA甲基化及其在中医证候研究中运用研究进展探析[J].世界科学技术—中医药现代化,2018,20(11):1984-1988.

[7]ZHANG A,SUN H,WANG Z,et al. Metabolomics:towards understanding traditional Chinese medicine[J]. Planta medica,2010,76(17):2026-2035.

[8]GUO S,J CHEN,W CHUO,et al. A new biomarkers feature pattern consisting of TNF-α,IL-10,and IL-8 for blood stasis syndrome with myocardial ischemia[J]. Evidence-based complementary and alternative medicine:eCAM,2013:130702.

[9]ZHAO H,CHEN J,SHI Q,et al. Metabolomics-based study of clinical and animal plasma samples in coronary heart disease with blood stasis syndrome[J]. Evidence-based complementary and alternative medicine:eCAM,2012,2012:638723.

[10]王娟,李中峰,赵慧辉,等.冠心病不稳定心绞痛血瘀证患者尿液代谢组学特征的研究[J].北京中医药大学学报,2012,35(4):284-288.

[11]赵慧辉,王伟,郭淑贞.冠心病不稳定型心绞痛血瘀证的蛋白质组学[J].中国动脉硬化杂志,2008,(7):545-548.

[12]HOOD L,M FLORES. A personal view on systems medicine and the emergence of proactive P4 medicine:predictive,preventive,personalized and participatory[J]. New biotechnology,2012,29(6):613-624.

[13]AUFFRAY C,CHEN Z,HOOD L. Systems medicine:the future of medical genomics and healthcare[J]. Genome medicine,2009,1(1):2.

［14］DAI J, FANG J, SUN S, et al. ZHENG-Omics Application in ZHENG Classification and Treatment: Chinese Personalized Medicine［J］. Evidence-based complementary and alternative medicine, 2013, 2013: 235969.

［15］SUN H, ZHANG A, WANG X. Potential role of metabolomic approaches for Chinese medicine syndromes and herbal medicine［J］. Phytotherapy research, 2012, 26（10）: 1466-1471.

［16］郭淑贞,王伟.中医证候形成的"三因"理论［J］.中医杂志,2020. 61（17）: 1493-1497.

［17］卢冬雪,刘峰,严晶,等.基于系统生物学的中医证候研究进展［J］. 中国中医药信息杂志, 2020, 27（6）: 131-135.

［18］何浩强.气滞血瘀证 RNA 差异表达谱生物信息学分析及潜在的诊断生物标志物研究［D］.北京:北京中医药大学, 2018.

［19］王阶,滕菲,刘咏梅,等.血塞通对冠心病不稳定型心绞痛血瘀证患者 microRNA 的干预作用［J］.中国实验方剂学杂志, 2017, 23（19）: 11-16.

［20］廖江铨.冠心病血瘀证相关 lncRNA-miRNA-mRNA 调控网络研究［J］.北京:北京中医药大学博士论文, 2017.

［21］段练.冠心病血瘀证相关 miRNA 表达的甲基化调控机制及生物标志物的研究［D］.北京:北京中医药大学, 2018.

［22］唐梅森,龚后武,黄政德,等.冠心病血瘀证症状与药物组成最大频繁关联模式挖掘［J］.中国中西医结合杂志, 2017, 37（4）: 492-494.

［23］陈光,何浩强,刘咏梅,等.冠心病不稳定性心绞痛血瘀证患者 IL-6 基因甲基化研究及方法探讨［J］.中国实验方剂学杂志, 2017, 23 （19）: 23-27.

［24］骆杰伟,孟晓嵘,黄昉萌,等.心力衰竭患者 SLC6A2 启动子区甲基化状态及与气虚、血瘀证的相关性［J］.中国中西医结合杂志, 2015, 35（12）: 1448-1454.

［25］刘天龙.基于血瘀证脑卒中基因表达谱差异研究没药抗炎症反应的

作用机制［D］.西安:中国人民解放军空军军医大学,2018.

［26］徐利云.基于代谢组学技术寻找三种证型胸痹大鼠潜在生物标志物及代谢通路研究［D］.北京:北京协和医学院,2018.

［27］Zhao L L, Qiu X J, Wang W B, et al. NMR metabolomics and random forests models to identify potential plasma biomarkers of blood stasis syndrome with coronary heart disease patients［J/OL］. *Front Physiol*, 2019, 10:1109（2019-09-04）［2022-06-30］. https://www.ncbi.nlm. nih.gov/pmc/articles/PMC6738169/.DOI: 10.3389/fphys.2019.01109.

［28］周旋.基于病证结合探索冠心病痰证腻苔微生物的研究［D］.广州:广州中医药大学博士论文,2019,

［29］孙瑗.基于 UPLC-MS 技术初探 AECOPD 痰热壅肺证代谢模式特征［D］.北京:北京中医药大学硕士论文,2019.

［30］李萌.基于小分子代谢标志物探讨支气管哮喘寒热证型的辨证特点［D］.北京:北京中医药大学,2017.

［31］刘庆生.桑怡,蔡丹莉,等.慢性萎缩性胃炎中医证型与胃黏膜c-mycDNA甲基化水平差异研究［J］.中华中医药学刊,2016,34（1）:132-135.

［32］呼雪庆,陈健,陈启龙,等.慢性乙型肝炎和肝硬化"异病同证"的全基因组甲基化分析［J］.世界科学技术—中医药现代化,2016,18（9）:1452-1459.

［33］LU Y, FANG Z, ZENG T, et al. Chronic hepatitis B: dynamic change in Traditional Chinese Medicine syndrome by dynamic network biomarkers［J］. Chinese medicine, 2019, 14:52.

［34］ZHANG Y, CHEN X, GONG L, et al. Associations of interleukin-1 β with H. pylori -induced gastric atrophy and syndrome of dampness-heat in the spleen and stomach in subjects with H. pylori -related gastric diseases［J/OL］. Evidence-Based Complementary and Alternative Medicine, 2020, 2020:6409485（2020-02-12）［2022-06-30］. https://www.ncbi. nlm.nih.gov/pmc/articles/PMC7187723/.DOI: 10.1155/2020/6409485.

［35］FANG H, ZHANG A, YU J, et al. Insight into the metabolic mechanism of scoparone on biomarkers for inhibiting Yanghuang syndrome［J］. Scientific reports, 2016, 6: 37519.

［36］马欣, 顾宏图, 赵瑜, 等. 不同证候的非酒精性脂肪肝合并肝损伤患者的血清代谢组学分析［J］. 中华中医药杂志, 2017, 32（3）: 1246-1250.

［37］施旭光, 邹忠杰, 吴美音, 等. 慢性浅表性胃炎脾气虚与脾胃湿热证患者尿液 ^{1}H-NMR 的代谢组学研究［J］. 中国中西医结合杂志, 2015, 35（12）: 1427-1432.

［38］李依洁. 基于脑—肠互动温肾健脾法干预腹泻型肠易激综合征的蛋白组学研究［D］. 北京: 北京中医药大学, 2017.

［39］赵静. 亚临床甲减中医证候特征初步探讨及不同证型间差异表达 miRNA 研究［D］. 北京: 中国中医科学院, 2019.

［40］赵静. 基于蛋白组学技术对 2 型糖尿病大鼠病证模型特点及中药复方干预作用的研究［D］. 北京: 北京中医药大学, 2016.

［41］孙晓峰. 基于代谢组学技术的妊娠期糖尿病中医证候的研究［D］. 广州: 广州中医药大学, 2017.

［42］孙琛琛. 血脂异常肝肾阴虚、气滞血瘀、阴虚阳亢三证的代谢组学研究［D］. 北京: 北京中医药大学, 2017.

［43］鲁欢, 涂海涛, 苏保林, 等. 血清抗 M 型磷脂酶 A2 受体抗体与特发性膜性肾病脾肾阳虚证的关联探讨［J］. 辽宁中医杂志, 2017, 44（5）: 905-909.

［44］高嘉良. 气滞血瘀证诊断量表及其 circRNA 差异表达研究［D］. 北京: 中国中医科学院, 2017.

［45］杨宗纯. 基于 NEI 网络和转录组学技术探查柴胡疏肝散与肝郁证关联的生物学基础［D］. 北京: 北京中医药大学, 2019.

［46］GAN L, JIANG T T, YI W J, et al. Study on potential biomarkers of energy metabolism-related to early-stage Yin-deficiency-heat syndrome based on metabolomics and transcriptomics［J］. *Anat Rec*（*Hoboken*）, 2020, 303

（8）：2109-2120.

［47］林璋.脾虚证候患者肠道微生物和宿主代谢表型的关联性研究［D］.上海：上海交通大学，2018.

［48］YU Y, YANG S, MAO L G, et al. Identification of potential metabolic biomarkers in Yin deficiency syndrome using LC-MS［J］. *Anat Rec* (*Hoboken*), 2020, 303（8）: 2121-2130.

［49］LIU C, MAO L, PING Z, et al. Serum protein KNG1, APOC3, and PON1 as potential biomarkers for Yin-Deficiency-Heat Syndrome［J/OL］. *Evid Based Complement Alternat Med*, 2016, 2016: 5176731（2016-10-24）［2022-06-30］. https://doi.org/10.1155/2016/5176731.

［50］ZHANG A H, SUN H, QIU S, et al. Recent highlights of metabolomics in Chinese medicine syndrome research［J/OL］. *Evid Based Complement Alternat Med*, 2013, 2013: 402159（2013-11-04）［2022-06-30］. https://doi.org/10.1155/2013/402159

［51］ZHANG A H, SUN H, YAN G L, et al. Chinmedomics: a powerful approach integrating metabolomics with serum pharmacochemistry to evaluate the efficacy of traditional Chinese medicine［J］. Engineering, 2019, 5（1）: 132-149.

［52］苏红娜，张爱华，孙晖，等.中医方证代谢组学研究进展及其应用［J］.世界科学技术—中医药现代化，2018，20（8）: 1279-1286.

［53］古联，申婷婷，严雁，等.基于传统中医辨证与现代组学研究的"精准证候"研究理论初探［J］.中华中医药杂志，2017，32（1）: 96-100.

［54］赵晓航，钱阳明.生物样本库——个体化医学的基础［J］.转化医学杂志，2014（2）: 69-73, 83.

［55］李灿东.中医诊断学［M］.北京：中国中医药出版社，2016.

［56］葛均波，徐永健，王辰.内科学［M］. 9版.北京：人民卫生出版社，2018.

［57］张伯礼，吴勉华.中医内科学（新世纪第四版）［M］.北京：中国中医药出版社，2017.

［58］匡调元.中医病理研究［M］.上海:上海科学技术出版社,1989.

［59］谢美雪.异病同治及同病异治的理论研究［D］.济南:山东中医药大学,2014.

［60］秦亚莉,郭少珍,帅月圆.同病异证理论源流及其内涵［J］.河南中医,2019,39(7):981-984.

［61］梁腾霄,吴畏,解红霞,等.甲型 H1N1 流感的中医证候特点［J］.中医杂志,2011,52(5):392-394.

［62］郑文科,张俊华,杨丰文,等.从湿毒疫论治新型冠状病毒肺炎［J］.中医杂志,2020,61(2):1024-1028.

［63］吴晏,韩静,黄黎明,等.2 型糖尿病模型大鼠表征及其证候动态演变［J］.中华中医药杂志,2011,26(11):2533-2537.

［64］吴晏,韩静,黄黎明,等.糖尿病模型大鼠表征及其证候动态演变研究［J］.辽宁中医杂志,2011,38(11):2279-2283.

［65］许文玉,王伟,郭淑贞,等.小型猪心肌缺血血瘀证动物模型的复制方法［J］.中西医结合学报,2008,6(4):409-413.

［66］王勇,李春,啜文静,等.基于小型猪冠心病慢性心肌缺血模型气虚血瘀证的证候评价［J］.中国中西医结合杂志,2011,31(2):233-237.

［67］仇琪,李春,王勇,等.心肌缺血模型大鼠血瘀证相关信息的评价［J］.中国中西医结合杂志,2010,30(9):974-977.

［68］仇琪,王勇,李春,等.心肌缺血模型大鼠气虚证相关信息的评价［J］.中华中医药杂志,2010,25(2):210-213,321.

［69］卢令慧,王景,曹愿,等.冠心病复合高血脂状态病证结合动物模型的建立与评价［J］.中华中医药杂志,2016,31(5):1816-1821.

［70］赵琰,韦姗姗,续洁琨,等.从异病同证角度探讨证候的生物学基础［J］.中医杂志,2014,55(10):829-831.

［71］黄献平,袁肇凯,毛以林,等.冠心病血瘀证凝血因子Ⅶ基因多态性的检测分析［J］.中西医结合心脑血管病杂志,2006,4(2):97-99.

［72］刘雅,李淑惠,李晓辉,等.气虚血瘀大鼠炎症免疫相关基因差异表

达的研究［J］.中国中医药信息杂志，2008，15（5）：33-36.

［73］武月萍.血瘀证的危险因素及其与疾病的相关性研究［D］.北京中医药大学，2006.

［74］王阶.冠心病血瘀证逐步回归分析.中西医结合杂志.1991，11（1）：47-49.

［75］BLACKSTOCK W P，WEIR M P. Proteomics：quantitative and physical mapping of cellular proteins［J］. *Trends Biotechnol*，1999，17（3）：121-127.

［76］马增春，王升启.蛋白质组技术的研究进展及其在药物研究中的应用［J］.中华国际医药杂志，2003，2（1）：37-40.

［77］吴红金，马增春，高月，等.蛋白质组学技术对冠心病血瘀证相关蛋白的研究［J］.中西医结合心脑血管病杂志，2005，3（3）：189-191.

［78］赵慧辉，王伟.不稳定性心绞痛血瘀证的血浆蛋白质组学研究［J］.化学学报，2009，67（2）：167-173.

［79］史琦，王伟，李友林，等.基于代谢组学的冠心病患者血瘀证识别模式研究［J］.中西医结合心脑血管病杂志，2014，12（5）：513-516.

［80］顾健人.我国基因诊断与治疗的前景及有关问题［J］.中华医学杂志，1995，75（9）：517.

［81］陈鹏.基因多态性与中医辨证关系研究的回顾与思考［J］.中国中西医结合杂志，2003，（12）：53-55.

［82］董昌武，高尔鑫.从易感基因多态性探讨原发性高血压病中医证候实质的思考［J］.中医杂志，2006，（12）：4-6.

［83］杨保林，王阶，姜燕.应用差异显示筛查冠心病血瘀证相关基因及分析［J］.北京中医药大学学报，2006，（2）：62-64，70.

［84］黄献平，袁肇凯，谭光波，等.冠心病血瘀证患者血管紧张素转换酶基因多态性的检测分析［J］.中医杂志，2007，（1）：66-69.

［85］欧阳涛，宋剑南，苗阳，等.冠心病痰瘀证与载脂蛋白E基因多态性关系的研究［J］.中西医结合学报，2005，（6）：23-27.

［86］欧阳涛，宋剑南，李林，等.冠心病痰瘀证候与载脂蛋白E第一内

含子增强子基因多态性关系的研究［J］.中国中医基础医学杂志，2005，11（6）：414-417.

［87］欧阳涛，宋剑南，林谦，等.冠心病体质表型和低密度脂蛋白受体基因 AvaⅡ位点多态性关系的研究［J］.中国中医基础医学杂志，2005，11（7）：521-524.

［88］毛以林，袁肇凯，黄献平，等.冠心病血瘀证与血管紧张素转换酶基因多态性的相关性研究［J］.中国中西医结合杂志，2004，24（9）：776-780.

［89］吴依芬，周迎春，王刚，等.冠心病中医证型与 GNB3 基因 C825T 多态性的关联性分析［J］.四川中医，2006，24（4）：23-25.

［90］王阶，杨保林，姜燕.冠心病瘀血证相关基因研究［J］.世界科学技术—中医药现代化，2005，7（1）：16-19.

［91］李玫.54 例冠心病血瘀证的实验研究［J］.福建医药杂志，2002，24（2）：75-76.

［92］陈树森.冠心病患者的血液流变性及辨证施治对其影响的观察［J］.实用中西医结合杂志，1991，4（5）：286-287.

［93］童元元.小型猪心肌缺血模型血瘀证相关指标的动态研究［D］.北京：北京中医药大学，2006.

［94］贺敬波，丘瑞香.内皮素、降钙素基因相关肽与冠心病中医辨证的关系［J］.实用中西医结合杂志，1998，011（7）：581.

［95］江巍，苏燕生，张文高，等.内皮素与中医药研究［J］.中国中西医结合杂志，1999，19（6）：376-379.

［96］李晓，姜萍.血管内皮细胞损伤与血瘀证［J］.中国中西医结合杂志，2000，20（2）：154-156.

［97］SEDLMAYR P，GROSSHAUPT B，MUNTEAN W. Flow cytometric detection of intracellular platelet antigens［J］. Cytometry，1996，（23）：254-259.

［98］黄献平，周小舟，袁肇凯，等.血清锌铜铁钙含量与心病气血辨证关系探讨［J］.湖南中医学院学报，1997，1（1）：2.

［99］王强,黄绍湘,刘钧超,等.冠心病血瘀证与超敏 C- 反应蛋白关系的临床探讨［J］.广西中医药,2005,28(3): 7-8.

［100］马晓昌,尹太英,陈可冀,等.冠心病中医辨证分型与冠状动脉造影所见相关性比较研究［J］.中国中西医结合杂志,2001,21(9): 654-656.

［101］鞠镐,程文立,柯元南,等.冠心病心绞痛病人冠状动脉造影与中医辨证分型关系的研究［J］.中西医结合心脑血管病杂志,2005,3(7): 569-571.

［102］赖世隆,丁有钦,秦莉莉,等.血瘀证患者的血液动力学观察［J］.广州中医学院学报,1992,9(4): 192-195.

［103］吴家宽,顾仁樾,肖沪生,等.银蒺胶囊改善心绞痛(血瘀证)患者左心室收缩功能的临床研究［J］.中国中西医结合杂志,1997,17(4): 210-212.

［104］NICHOLSON J K, WILSON I D. Understanding 'global' systems biology: metabonomics and the continuum of metabolism［J］. Nature Reviews Drug Discovery, 2003, 2(8): 668-676.

［105］刘涛.气虚血瘀证(心肌缺血)动物模型及蛋白质组学研究［D］.北京:北京中医药大学,2007.

［106］赵慧辉,王伟.不稳定性心绞痛血瘀证的血浆蛋白质组学研究［J］.化学学报,2009,67(2): 167-173.

［107］SVENNINGSSON P, TZAVARA E T, QI H, et al. Biochemical and behavioral evidence for antidepressant-like effects of 5-HT6 receptor stimulation［J］. J Neurosci, 2007, 27(15): 4201-4209.

［108］MANN J J, BRENT D A, ARANGO V. The neurobiology and genetics of suicide and attempted suicide: a focus on the serotonergic system［J］. Neuropsychopharmacology, 2001, 24(5): 467-477.

［109］LANFUMEY L, HAMON M. Central 5-HT(1A)receptors: regional distribution and functional characteristics［J］. Nucl Med Biol, 2000, 27(5): 429-435.

[110] HASTINGS J A, MCCLURE-SHARP J M, MORRIS M J. In vitro studies of endogenous noradrenaline and NPY overflow from the rat hypothalamus during maturation and ageing[J]. Naunyn Schmiedebergs Arch Pharmacol, 1998, 357(3): 218-224.

[111] DIBONA G F. Nervous kidney: interaction between renal sympathetic nerves and the renin-angiotensin system in the control of renal function [J]. Hypertension, 2000, 36: 1083-1088.

[112] PAUL M, POYAN MEHR A, KREUTZ R. Physiology of local renin-angiotensin systems[J]. Physiol Rev, 2006, 86: 747-803.

[113] BROWNE C A, CLARKE G, DINAN T G, et al. Differential stress-induced alterations in tryptophan hydroxylase activity and serotonin turnover in two inbred mouse strains[J]. Neuropharmacology, 2011, 60(4): 683-691.

展望

　　社会变迁、疾病谱的变化、现代医学的广泛参与,对当代中医临床提出了新的需求,传统中医理论已不能完全满足当代临床需求,亟需进一步丰富与创新。但中医经典理论的形成和发展有着独特的社会历史背景,与当代科技话语体系不同,导致当代科技不能有效推动中医理论创新,因而严重制约了中医临床方案的优化升级与中医基础理论创新迭代,亟需寻找突破口。

　　笔者团队聚焦辨证论治这一关键理论,以临床证据为核心,结合典籍挖掘与实证研究,深度解析证候形成的原因,提出了病证结合的"三因"学说,将模糊的证候分类概念,细分为致病因素、遗传体质和疾病发展阶段等三个与现代医学体系无缝衔接、可实证、可量化的核心要素,为现代科技赋能证候理论创新刻画了底层逻辑,为"用现代科学解读中医药学原理"奠定了基础。

　　在"三因学说"的指导下创建的由造模因素优选、表征信息采集、动态系统评价组成的病证结合动物模型全链条解决方案,形成了更加契合临床证候整体性、动态性特征的病证结合动物模型制备与评价标准,建立了心肌缺血气虚证等10多种病证结合动物模型,有助于打破中医理论研究只能依靠临床研究而无法深入的困境、搭建起基础与临床沟通的桥梁。而冠心病气虚血瘀证等经典理论的现代学理研究,有望为突破中西医融合的瓶颈、形成中国原创的个体化精准治疗方案提供中西医融合视角下的疾病分类新体系。

　　尽管证候的"三因"学说的提出与实践为当代科技赋能中

医基础理论创新提供了新视角、开辟了新路径，仍有很多问题没有解决。例如，"三因"框架下，证候的影响因素如何进一步细化、分化和量化？是否有可能实现动物模型潜在证候属性的 AI 预测或病证结合动物模型的虚拟筛选？如何用实验证据重现证候生物学内涵与证候宏观表征之间的因果联系？如果发挥证候"三因"学说的示范效应，推动中医经典理论的整体迭代创新？如何构建深度融合中医经典智慧和当代前沿科技的中医理论创新模式？

　　道阻且长，期待更多的同道关注证候的基础研究，关注中医理论创新及创新路径，汲取当代科技精华，丰富和发展中医理论，从而实现中医理论的创新发展和临床诊疗方案的迭代更新，推动中医药的高质量发展，提高中医药对健康中国的贡献度，为全球健康贡献中国智慧、中国力量，进一步彰显民族自信、文化自信。

82